U0363072

品读生活 ｜ 优享人生

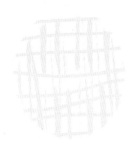

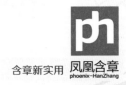

含章新实用　凤凰含章
phoenix-HanZhang

零基础

学正宗瑜伽

曲 影 著

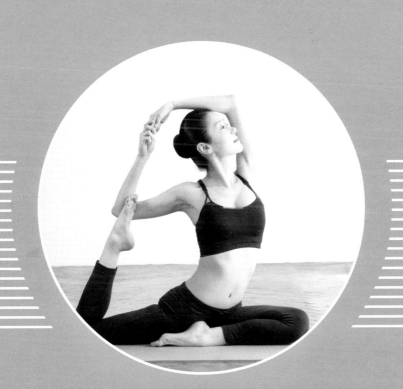

江苏凤凰科学技术出版社

图书在版编目（CIP）数据

零基础学正宗瑜伽 / 曲影著 . -- 南京 : 江苏凤凰
科学技术出版社 , 2019.6
ISBN 978-7-5537-9931-5

Ⅰ . ①零… Ⅱ . ①曲… Ⅲ . ①瑜伽—基本知识 Ⅳ .
① R793.51

中国版本图书馆 CIP 数据核字 (2018) 第 290302 号

零基础学正宗瑜伽

著　　　者	曲　影	
责 任 编 辑	倪　敏	
责 任 校 对	郝慧华	
责 任 监 制	曹叶平　方　晨	

出 版 发 行	江苏凤凰科学技术出版社
出版社地址	南京市湖南路 1 号 A 楼，邮编：210009
出版社网址	http://www.pspress.cn
印　　　刷	天津旭丰源印刷有限公司

开　　　本	718 mm × 1000 mm　　1/12
印　　　张	12
插　　　页	1
版　　　次	2019年6月第1版
印　　　次	2019年6月第1次印刷

标 准 书 号	ISBN 978-7-5537-9931-5
定　　　价	39.80元

图书如有印装质量问题，可随时向我社出版科调换。

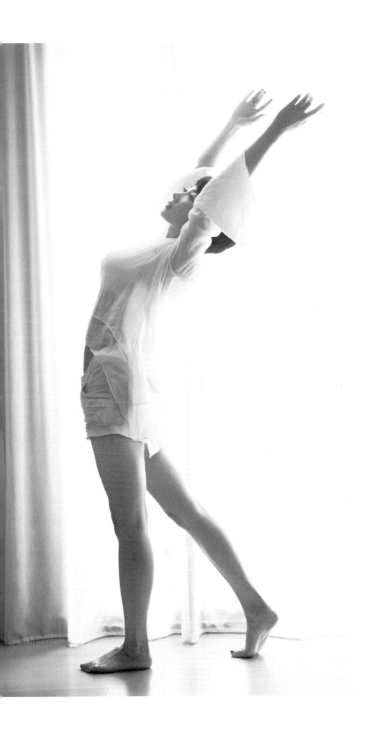

瑜伽，另一种生活

女人最忌讳的就是被问及年龄。对此，一个浑身上下散发出从容、自信魅力，让人看不出真实年龄的女人可能会笑而不答；一个脸上布满色斑、皱纹，肤色暗沉的女人则很有可能会露出不快的神情。

容颜姣好、气质优雅、身姿优美、体态苗条，是每个女人梦寐以求的。与其眼睁睁地看着身体日渐失去往日的光彩，不如做点什么来延缓衰老的步伐。为永葆美丽，一些人选择了整容，一些人选择了运动。

近年来数度入选"全球最美丽女人"榜单的珍妮弗·安妮斯顿已经四十多岁了，但她那招牌式的灿烂笑容以及平和自信的状态让人丝毫感觉不到岁月对她的侵蚀。她说自己保持年轻的方法是坚持练习瑜伽，而不是靠注射肉毒杆菌。麦当娜五十多岁时仍然有惊人的体力和女王般的魅力，她的身材保持得非常好，全身不见一丝赘肉，与十五六岁的女儿站在一起，两人如同姐妹一般。这都归功于她坚持练习瑜伽、普拉提斯及保持良好的饮食习惯。

瑜伽，这种源于古印度的古老而又时尚的运动，已经风靡全球，它在给人们带来健康体魄的同时，还让人们心灵平和，使身、心、灵三者完美结合。瑜伽体位法的诸多功效让许多人受益。它塑形美体、排毒养颜、提升气质的功效最为女性所津津乐道。男子练习瑜伽，能练出与众不同的阳刚气质和线条感十足的好身材。

瑜伽的暖身练习，能让你在晨曦中倍感轻松自在，一整天都充满活力。

瑜伽的坐姿练习，能充分燃烧腰腹部的脂肪，拔摩腹部器官，促进新陈代谢。前倾式坐姿能安抚整个神经系统，让大脑保持清醒；后仰式坐姿能够增加脊椎骨的灵活性，帮助改善站姿和坐姿，并保持脊椎的弹性。

瑜伽的站姿练习可以增加身体的平衡度，从根本上疏通四肢的能量，打通经络；使注意力集中，心灵宁静、祥和。

瑜伽的跪姿练习，能够充分舒展肩背关节和肌肉，调整背部和脊柱，放松颈部，纠正驼背和双肩下垂，舒缓神经紧张，使大脑充满活力。

瑜伽的蹲姿练习，能够促进全身的血液循环，加快新陈代谢，促进消化。

瑜伽的倒立姿势练习，能够加强免疫系统功能，促进体内的血液循环，帮助缺少营养的组织吸取养分，并调节内分泌系统。

瑜伽的卧姿练习，能够强化腰部肌肉，纠正肠胃失调，按摩内脏，增强腺体，矫正脊柱弯曲和骨盆不正，给身体更加全面的呵护。

如此多的益处，让你心动了吧！本书秉承专业、标准、易学的原则，给亲爱的读者们呈献瑜伽坐姿、手印、呼吸法、调息法、冥想法、放松术、瑜伽体位等。为了满足读者的需求，特别编排了瘦身瑜伽和养颜瑜伽，让读者在了解瑜伽的同时还能够获得其他惊喜：强身健体、塑形美体、提升气质……作为瑜伽初学者，从翻开本书伊始，你就可以亲近瑜伽这种健康、温和、安全、有效的运动。

在本书中，瑜伽初、中、高级课程均毫无保留地被展现出来。为保证练习动作的标准性和专业性，特别请来自印度的Suki教练亲自演示动作步骤。为最大限度地指导读者循序渐进地练习瑜伽和提高练习功效，我们为每个体式都配上了建议练习时间、难度指数、呼吸方式、练习次数、体式介绍、体式功效、Tips等教学要点，让读者能够更容易地进入瑜伽的奥妙世界里。伴随着轻缓柔和的音乐，舒展曼妙的身姿，倾听身体的声音，让身、心、灵合而为一，你也能做到！

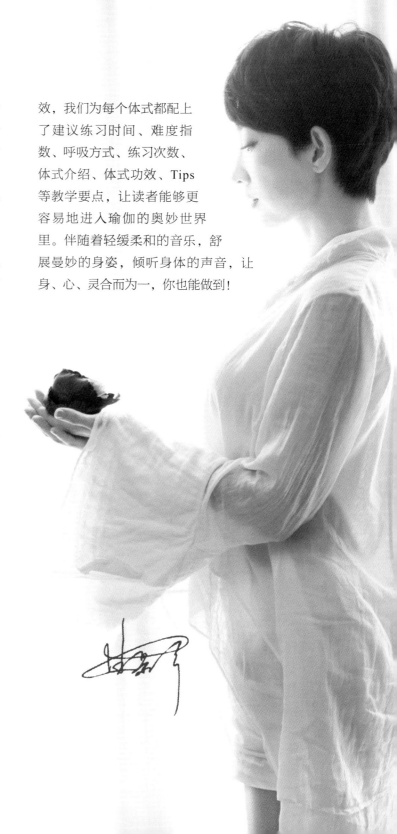

01 | 倾听身体的声音，走进瑜伽殿堂

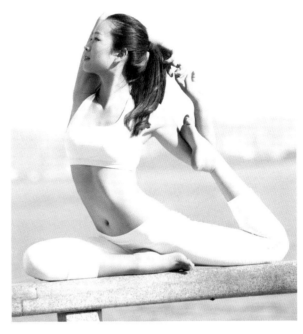

02 | 入门预备课，
体验瑜伽传承千年之精髓

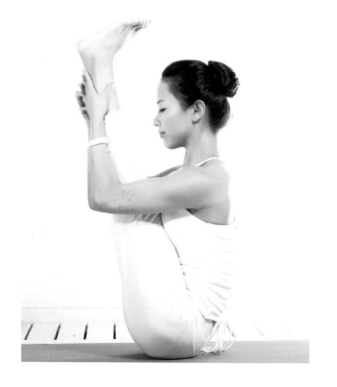

03 | 循序渐进，
瑜伽初、中、高级进阶课

04 | 瑜伽告诉你的瘦身秘籍，在优雅中练就 "S" 形身材

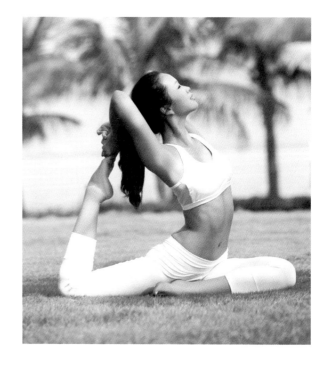

05 | 素颜美人的
美容养颜瑜伽

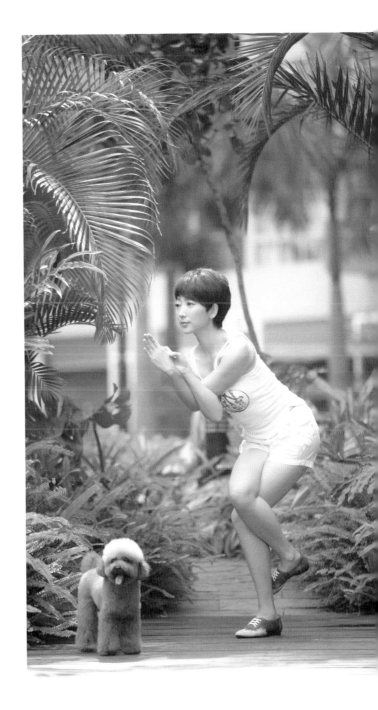

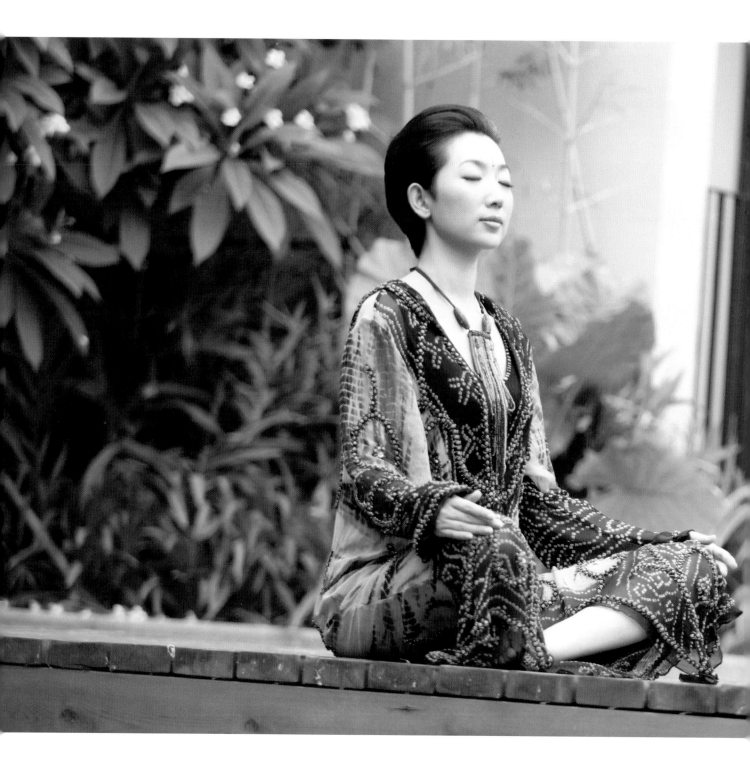

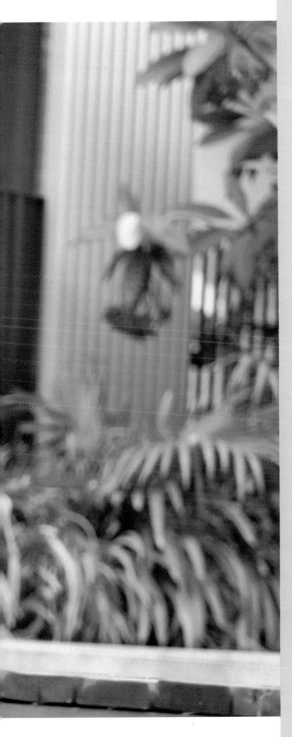

01

倾听身体的声音，
走进瑜伽殿堂

瑜伽，源于古老而神秘的印度，
是古印度人民智慧的结晶，
历经几千年的传承，渐渐成为全世界共同的"财富"。
通过提升意识和锻炼身体，
瑜伽帮助人们充分发挥自身潜能，
达到身、心、灵完美统一的境界。
越来越多的人从瑜伽中得到了健康、美丽、快乐和宁静。
还在等什么，
来倾听远古的瑜伽之声吧！

这就是瑜伽，
源自古印度的千年智慧

不知何时，古老而时尚的瑜伽已经进入我们的视线。它并非只是一套极为时尚流行的健身运动，而是一种融合了哲学、科学与艺术的古老的修炼方法。瑜伽起源于公元前2500年的印度河文明，已经流传几千年，是印度人民智慧的结晶。有关瑜伽的文献《薄伽梵歌》在2500多年前问世，大约在公元前300年时，瑜伽大师帕坦伽利在他的著作《瑜伽经》中将瑜伽的修行系统化。瑜伽是印度哲学六大正统体系之一，作为一个系统，包括姿势、呼吸、冥想、放松、瑜伽思想等。

"Yoga"一词源于梵文，由梵语词根yug或yuj音译而来，本意是"给牛马套轭"，即驾驭牛马，后来被引申为"自我调控身心，使身心统一"，成为印度教多种修行体系的总称。同时，瑜伽也有"一致、结合、联系"之意，这也是瑜伽的宗旨，使身、心、灵相互联结，达到一种和谐的状态，以帮助人们发挥最大的潜力。

瑜伽姿势运用古老而易于掌握的技巧，改善人们生理、心理、情感和精神方面的状态，是一种使身体、心灵与精神达到和谐统一的方式。古印度人相信天人合一，他们把不同的瑜伽修炼方法融入日常生活中且奉行不渝。

瑜伽是一种综合了生理、心理、精神和哲学以及健身术的悠久的修身养性方式，在印度文化中一直有着举足轻重的地位，后来也对其他国家的文化产生了深远影响。经过几千年的沉淀与升华，瑜伽因其对身

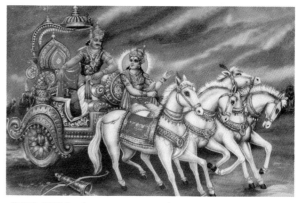

《薄伽梵歌》（Bhagavad-gita）

体、精神的有益调节，愈来愈为现代人所接受和推崇。如今，瑜伽已经风靡全球，从欧美到亚洲，越来越多的人纷纷加入修习瑜伽的行列，其中不乏职场精英、一线明星、社会名流、政坛要员等。人们通过瑜伽的练习帮助自己达到与自然的和谐统一，通过身体与呼吸的调节、大脑与情绪的控制，获得身体和心灵的健康。

瑜伽成为时下最流行、最时尚的一种健身方式，是因为它的确拥有实实在在的功效。练习瑜伽，可以塑身美体、改善体质；可以打通全身的血脉和经络，从而达到缓解疲劳、消除肌肉酸痛、放松脊椎等效果；长期坚持练习甚至还能延缓衰老。瑜伽是温和、柔韧、自然、健康的，其本质是"倾听内心的声音"，不会强迫你做任何有违身体健康的动作。作为初学者，只要坚持，就可以做一个名副其实的瑜伽美人了。

解密瑜伽分类，
品味历史之光 二

瑜伽经过几千年的发展历史，根据不同的时期、哲学思想、练习方法等，形成了众多派系。但这些派系并不是截然对立的，而是殊途同归——都是为了达到同一种境界，只是在教授的方法、重点和练习上有所差异。正因如此，我们在练习瑜伽时，可以选择一种适合自身的瑜伽流派作为基础，再适当地吸收其他流派的精华。

1.传统瑜伽

古老的瑜伽共分为四大派系，分别是智瑜伽、业瑜伽、信瑜伽、王瑜伽。这四大瑜伽派系再加上哈他瑜伽、昆达利尼瑜伽，便是传统瑜伽中主要的流派。

智瑜伽（Jnana Yoga） 又称"知识瑜伽"，是一个探讨哲学、进行思辨的体系，要求修习者研究自己所关心的经文，并进行沉思、觉悟、发现宇宙的神秘本质。智瑜伽认为，平常人所说的知识仅限于生命和物质的外在表现，修习者要通过学习有关世界本源的知识，并在这些知识的引导下运用各种方法感知大自然最本质的奥秘，了解自我与原始动因的一致与结合。

业瑜伽（Karma Yoga） 又称"行动瑜伽"，是无私活动和工作的体系。"业"是行为的意思。人的行为会引发一种看不见、摸不着的神秘东西，这种东西会按照人的行为的善恶性质，带来相应的结果。这种无形的、神秘的东西就被称为"业"。业瑜伽认为，行为是生命的第一表现。它倡导将精力集中于内心世界，通过内心的精神活动，引导更加完善的行为。瑜伽师通常采取极度克制的苦行，历尽善行、崇神律己、清心寡欲，以使自己的精神、情操、行为达到更高的境界。

信瑜伽（Bhakti Yoga） 又称"至善瑜伽"，是散播爱和奉献的体系，期盼将爱和信仰与神合而为一。它认为只要保持着虔诚的信仰，就能最终得到解脱和超越。与信仰相比，一切关于宗教的知识及各种各样的修持、仪式及烦琐的祭祀，相对来说都是次要的。

王瑜伽（Raja Yoga） 也称"八支分法瑜伽"，是瑜伽中的最高境界。梵文中"Raja"一词为"国王"或"最高权力"之意。王瑜伽分姿势锻炼、调息、冥想等八个步骤，主张对心理活动的控制与修持，强调身体、心灵、灵魂的和谐统一。智瑜伽侧重智慧，业瑜伽侧重如法的行为，信瑜伽侧重虔诚的信仰，王瑜伽则特别注重对内在精神活动和深层思想的控制，因此被认为是所有瑜伽中最稳妥、最有效、最具彻底性的一种体系。

哈他瑜伽（Hatha Yoga） 是所有瑜伽体系中最实用的一个体系，也是最广为人知的一个体系，意为帮助你揭开身体和呼吸之谜。"ha"指太阳，"tha"指月亮，"hatha"代表男与女、日与夜、正与负、阴与阳、冷与热以及其他相辅相成的两个对立面之间的平衡。它认为人类的身体就是一个小宇宙，强调控制身体之道，主旨在于追求美与健康。哈他瑜伽包括一系列的练习，通过身体的姿势、呼吸和放松的技巧，达到训练的目的，这些技巧对神经系统、各种腺体和内脏都大有益处。

昆达利尼瑜伽（Kundalini Yoga）　又称"惰者瑜伽（Laya Yoga）"，目的是唤醒和提升身体潜在的精神力量（Kundalini），并使其通过几个能源中心。它需要与哈他瑜伽的技巧结合使用，主要专注于呼吸的延迟和大幅度的冥想练习。

2.现代瑜伽

现代出现了在哈他瑜伽的基础上发展而来的高温瑜伽、力量瑜伽等派系。当今社会节奏快速，人们更多地把瑜伽用于减压修身、修心养性等方面，因此注重心灵的瑜伽修炼也开始流行起来。

高温瑜伽（Bikram Yoga）　又称"热瑜伽"，是由瑜伽大师Bikram Choudhury在哈他瑜伽的基础上创立的，是指在室内38~42℃的条件下，在90分钟内进行的一套共有26种体式的练习方法。其原理是通过高温的环境，提高身体的温度，加速排汗，从而促进血液循环及毒素的排出，增加肌肉弹性。

高温瑜伽的26个基本动作是根据人体肌肉、韧带与肌腱的特点科学地安排出牵拉加热的顺序，每一个体位都是为下一个体位做准备，练习中顺序不可打乱，否则会影响整节课的锻炼效果。

阿师汤加瑜伽（Ashtanga Yoga）　来源于圣哲瓦玛·塔瑞斯记录的一份古老的手稿《瑜伽合集》

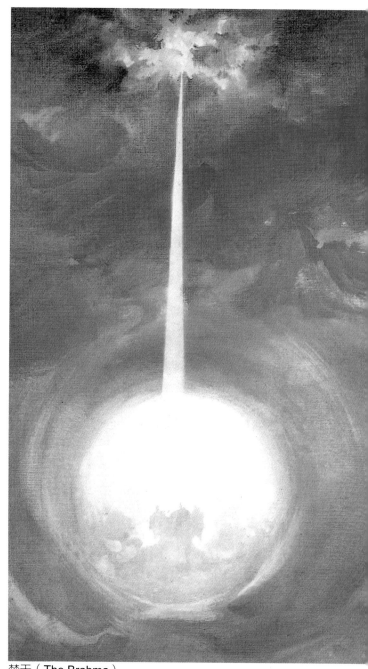

梵天（The Brahma）

中的一种瑜伽体系。《瑜伽合集》是有关哈他瑜伽的韵文的选集。它包含一系列不同体式的组合，是非常原始的有关串联体位（vinyasa）、凝视法（drishti）、收束法（bandhas）、契合法（mudras）和哲理的学说。

阿师汤加瑜伽运用的动作使一系列的瑜伽姿势交织在一起，进而创造出一个新的动作序列。它的每一个动作都前后连贯，与呼吸保持协调一致，不仅让修习者调理身心，在运动中体验静思的神奇，还能获得力量与柔韧之间的平衡，改善心血管机能。

流瑜伽（Flow Yoga） 由阿师汤加瑜伽衍生而来，体位基础却是源自于哈他瑜伽的体位动作，是哈他瑜伽练习风格中的一种。它吸收众多瑜伽流派的不同元素，自成一体，以姿势优美、柔韧而著称。流瑜伽强调运动与呼吸的和谐性，注重每个姿势之间流畅的演变和衔接，同时还引入一些颇具动感的新姿势，让整个修习过程充满活力、情趣盎然。练习流瑜伽要求精力集中、注意动作准确且连贯流畅。

力量瑜伽（Power Yoga） 又称"动感瑜伽""活动瑜伽"，在欧美极受推崇。力量瑜伽结合了体位法与深度呼吸法，将有针对性的瑜伽运动连接在一起，连贯流畅，强调力量与柔韧性的有机结合。力量瑜伽具有超强的塑造体形效果，尤其能有效地塑造手臂、腰部、臀部的线条，让练习者拥有柔软而结实的身体，同时能够增强心肺循环功能，促进新陈代谢。

艾扬格瑜伽（Lyengar Yoga） 是以印度瑜伽大师B．K．S．艾扬格的名字命名的瑜伽系统，以精确的体位调整和使用瑜伽辅助工具而闻名，对现今的瑜伽界有着巨大而深刻的影响。它注重身体每部分在姿势中精确、整齐的位置和细节，并以此作为对能量的控制和进入冥想的手段。由于速度较慢，姿势保持时间较长，适合包括初学者在内的大部分练习者。

尽管瑜伽的分类多种多样，但在这个节奏越来越快、压力越来越大的社会里，无论练习何种瑜伽都能让你的身体变得更加健康，还能让你拥有平和的心态和优雅的气质。

三 | 平衡你的能量中枢，
走进瑜伽七轮

　　瑜伽理论体系认为，能源经过中经、左经、右经这三个主要渠道在人体中流动。中经贯穿脊椎的中央，左经、右经分别从左鼻孔、右鼻孔开始，直上至头顶，又向下直达脊椎的根部。它们沿着中经交错向下，在七个会合处相交。这七个会合点被称为气轮。现代医学证明，人体的七轮正是身体的神经、循环、内分泌系统的密集处。

　　每一个气轮都由一个特定的图案代表（轮的强度由图案的颜色及图案中莲花瓣的数目代表，瓣数与能量成正比），并且对应身体的某些重要系统或器官，与人的某些精神活动密切相关。

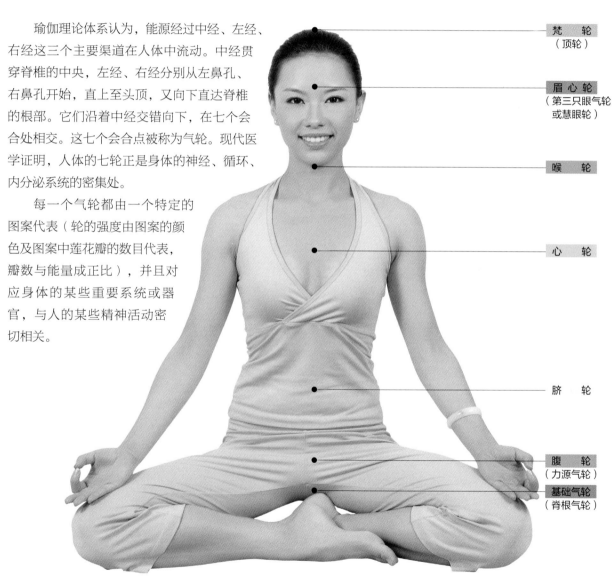

梵　轮
（顶轮）

眉 心 轮
（第三只眼气轮
或慧眼轮）

喉　轮

心　轮

脐　轮

腹　轮
（力源气轮）

基础气轮
（脊根气轮）

▲ 人体七轮图

气轮	颜色/位置/元素	相关内分泌系统及器官/功能/可强化此轮的姿势
梵轮（顶轮）	颜色：紫色 位置：头顶百会穴处 元素：无	相关内分泌系统及器官：脑部的松果体/大脑 功能：与人的信仰、启迪和最高意识形态密切相关 可强化此轮的姿势：各种倒立或半倒立姿势，如单腿肩倒立式
眉心轮（第三只眼气轮或慧眼轮）	颜色：靛青色 位置：眉心 元素：苍天	相关内分泌系统及器官：视丘下部和脑下垂体/大脑 功能：与人的洞察力和直觉有关，涉及人的智慧和大脑意识 可强化此轮的姿势：各种身体平衡姿势，如战士第三式
喉轮	颜色：蓝色 位置：喉咙底部 元素：苍天	相关内分泌系统及器官：甲状腺、副甲状腺/喉咙 功能：与新陈代谢有关，涉及与他人直接的交流以及通过头部和心脏之间的交流与自身的沟通 可强化此轮的姿势：各种放松的姿势，如摊尸式
心轮	颜色：绿色 位置：心脏中心点 元素：空气	相关内分泌系统及器官：胸腺/心、肺 功能：与人的同情心和激情有关，涉及心脏血管的循环和呼吸 可强化此轮的姿势：各种上半身扭曲的姿势，如坐式脊椎扭转式
脐轮	颜色：黄色 位置：腹部，与腹腔神经丛有关 元素：火	相关内分泌系统及器官：无/胰腺 功能：与自我意识关系密切，涉及与自身、他人的关系 可强化此轮的姿势：各种后仰姿势，如眼镜蛇第一式
腹轮（力源气轮）	颜色：橙色 位置：生殖器官附近的中脉 元素：水	相关内分泌系统及器官：肾上腺/肾、肠 功能：与人的创造力和生活态度有关，涉及对身体及个人的生活态度的吸收、同化和培养能力 可强化此轮的姿势：各种前俯姿势，如单腿交换伸展式
基础气轮（脊根气轮）	颜色：红色 位置：脊椎底端 元素：土	相关内分泌系统及器官：性腺、生殖腺（卵巢和前列腺）/生殖器官、直肠、肛门 功能：与人的满足感有关，涉及生殖和排泄，排出身体不想要或不需要的东西以及个人丰富的能量 可强化此轮的姿势：各种伸展姿势，如顶峰变形式

　　瑜伽的七轮强弱和平衡与否，直接影响人的身心健康。某一个气轮衰退或多个气轮功能失衡，都会引起疾病。瑜伽的姿势、呼吸、冥想等，都有强化身体中的某个或某几个气轮的作用，能使这些气轮更为通畅、强健。我们可以学习控制呼吸和瑜伽姿势的身体训练，以激活身体的功能。

四 | 瑜伽风靡全球的6大理由

我们每个人都在努力寻求快乐和健康，但大多数人都急于求成，对一些需要一定程度的努力却能长久地维持健康的方式置之不理。要想获得健康，要想提升气质，要想心如止水，练习瑜伽是一种非常好的选择。瑜伽不仅能够伸展、巩固与调和整个身体，包括体内的各个腺体和器官，使身体变得健康，还能够培养精神的宁静祥和与情绪的稳定状态。注重整个身心的健康，这是瑜伽的独特之处。瑜伽没有任何竞技性，每个人都可以在自己的能力范围内练习。此外，瑜伽适合各种年龄、各种身体状况的人练习。

1. 塑形美体

瑜伽是一种能让你更加了解自己身体（无论是外在还是内在）的锻炼方式。不同的瑜伽姿势组合在一起，能让身体的每一个生理系统和器官受益。

瑜伽体位法配合独特的呼吸法，具有无与伦比的塑形功能。瑜伽能健康安全地塑形美体，因为瑜伽体位法动作缓慢、柔和、舒适，能避免其他剧烈运动可能对身体造成的伤害。作为千百年流传下来的精华运动，几乎所有的瑜伽体式都能激发身体的潜力和生命的活力。一部分体位法通过身体的前弯、后仰、扭转、俯卧、仰卧等姿势，对人体脊椎、骨骼、关节、内脏、肌肉进行全方位的刺激和按摩，进而矫正不良姿势，长期坚持，还能塑造出紧致柔滑的颈肩曲线、挺直优雅的背部曲线、平坦性感的小腹、窈窕迷人的细腰。一部分体位法则可以充分地扩张胸部，拉伸手

臂和腿部的肌肉，帮你打造出纤细的双臂、修长的双腿和紧翘的臀部。

2. 燃脂瘦身

瑜伽的各种伸展动作，能有效地拉长身体两侧的肌肉并加速血液循环，起到燃脂的作用。例如，瑜伽中的扭转动作，对消除腰腹赘肉特别有效。瑜伽中的肩膀倒立的姿势，能够刺激松弛的甲状腺释放激素，加速新陈代谢，使血液循环更加顺畅，体内的脂肪代谢也随之加快。

瑜伽强调每个姿势要保持一定的时间，再配合深度的呼吸，能锻炼平时运动中不易锻炼到的肌肉和部位，整个看似和缓的运动过程实际上能够消耗大量的热量和脂肪。

瑜伽体位法还能对大脑皮层和皮下中枢、自主神经系统起到很好的调节作用，使控制饮食的摄食中枢功能正常化，防止过度饮食、预防肥胖。瑜伽还能有效地消除由精神压力过大和内分泌紊乱引起的肥胖。

3. 防病养生

瑜伽的调息能让身体充

分吸收氧气，增加体内含氧量，提高血液质量，让血液顺利地流到身体各个部位，提高免疫力。

经常练习瑜伽体位法能疗愈疾病。瑜伽的各种体位配合呼吸，通过对穴位和经络的刺激，能增进气血的流通，调体、调心、调气；瑜伽体位法还能使各个腺体的分泌作用趋于平衡，强化淋巴系统，提升人体免疫力；瑜伽体位法对治疗腰椎疼痛、腰椎间盘突出、消化不良、便秘等疾病有较好的效果；瑜伽体位法通过对全身肌肉及关节的活动，缓解肌体本身的疼痛，活络全身筋骨，促进血液循环，改善关节灵活性；瑜伽体位法还能平衡自主神经，让自主神经机能顺畅，有效缓解神经官能症。

4. 排毒美容

血液循环不畅、肝气郁结、肠胃堵塞等，都会造成毒素堆积。大量毒素无法排出体外，容易导致皮肤暗淡、出现暗斑等。而瑜伽体位法能让你无毒一身轻：体位法配合深呼吸，能增加体内氧气的摄入量，有利于净化血液，促进血液循环，加快休内毒素的排出；能按摩内脏，使肝脏的郁气得以舒泄，击退色斑；能加强肾脏功能，彻底改善暗黄、阴沉的面色。体位法中伸展的动作能增强心肺的功能，使你气血两旺、面色红润；锻炼腹部的动作则能加强新陈代谢，清理肠胃，消除便秘。瑜伽能让人皮肤变得紧致、富有弹性，颜面莹润，变得自信、优雅。

5. 减压怡情

当今的生活节奏越来越快，人们的压力也越来越大。适当的压力能给我们动力，而过大的压力则让人不堪重负——不仅会感到不适和紧张，还会让身体超负荷运行而感疲劳。瑜伽能让身体从压力中解脱出来，因为深度放松训练会让人把精力集中在身体、大脑和情绪上，更为有效地抗击压力；充分的灵活性训练能有效地防止和缓解肌肉紧张；瑜伽体位法配合适度的深呼吸，能缓解压力造成的胸闷气短，达到情绪稳定、宁静祥和的状态；瑜伽中的冥想训练能提升修习者的耐心，使其大脑清静，加强其应对压力的能力。

瑜伽能培养人乐观和满足的心态，通过教授修习者如何挖掘出自身体内的能量储备，使人由内而外地散发出健康和快乐的情绪。

6. 修身养性

瑜伽能让人体会到身、心、灵合而为一的美妙。经过一段时间的瑜伽修习，你会发现瑜伽中一个稳定而愉悦的姿势就可以达到呼吸、动作、意识的高度统一，为你带来精神上的安宁。从心浮气躁变得心平气和后，无论是在身体上还是在心理上，你都会感到无比的轻松愉悦，并以从容、淡然、快乐的态度去面对这个世界，身体、精神、自我、环境也会因此而更加和谐统一。

五 ｜ 轻轻松松，
了解瑜伽6大精髓

瑜伽是一个严谨的体系。按照瑜伽的哲学理论，组成健康的元素包括：持之以恒的身体姿势训练，正确的呼吸，健康、均衡的饮食，通过冥想以达到的精神专一和宁静、充足的休息和放松，以及自然、健康的生活方式。这些瑜伽要素是达到健康，平静，身、心、灵和谐统一的重要途径。

1. 瑜伽体位法

瑜伽体位法指一系列身体姿势的练习，是为促进稳固和健康的姿势而设计的。它关注身体训练，但又不仅仅关注于此。练习瑜伽体位法，能够让你在舒缓的动作中保持身体放松和深沉的呼吸，其中任何一种姿势都能帮助伸展和调理身体，有效按摩身体的各个腺体和器官，使身体更健康、更有灵活性。练习瑜伽体位时，呼吸、精神、意识全然集中于当下的任务，身体与意识紧密地联系。通过体位法训练，专注力会提升，身心会更加和谐统一，还能够更加清楚地意识到和准确地解释出身体所发出的健康信号。

练习瑜伽体式时，不要把它当做是竞技运动，更不要强迫自己去完成某种姿势，只要在做动作时全神贯注，配合呼吸，缓慢进入动作并逐渐发挥身体的潜能就可以了。

2. 瑜伽呼吸法

在瑜伽理论中，瑜伽不仅是一种身体行为，还是一个从宇宙中吸取活力或生命之力的过程。瑜伽把呼吸作为练习的一部分，这是其独特之处。不仅在体位法练习中要配合有规律的呼吸，而且呼吸本身就是瑜伽的一种练习法。瑜伽通过胸式呼吸法、腹式呼吸法和完全式呼吸法这三种不同的调息方式，配合不同的体式，激发人体的能量。

有规律的呼吸能够给大脑带来充足的氧分，使神经系统平静下来，大脑得到放松并且会更为专注。同时它也给人体组织、血脉和神经系统带来氧气，使它们得到足够的养分。呼吸还能促进血液循环，增强免疫力，而深呼吸则可有效地治疗哮喘和支气管炎。正确的呼吸与情绪有极大的关联，当出现紧张、焦虑、愤怒等不良情绪时，均匀而平缓的呼吸能安抚情绪。

3. 瑜伽饮食

瑜伽理论认为，饮食同时具有生理和心理的作用，会直接影响人的身体和精神状况。适当的饮食可以令身体更健康，也能净化人的内在。依照食物对身、心、灵的影响，瑜伽把食物分为变性食物、惰性食物和悦性食物。前两种是瑜伽所排斥的，后一种是瑜伽所推崇的。

变性食物在提供热量的同时，也刺激人的身心，使人心绪不宁或过于亢奋，与瑜伽的知足、平静的状态背道而驰。例如洋葱、大蒜、咖啡、茶、太辣或太咸的食物，以及零食、快餐、饮料、巧克力都属于变性食物。

惰性食物会扰乱身心安宁，使人变得易怒、易妒、倦怠、懒惰、萎靡、沉重，丧失能量。例如鱼、肉、蛋、酒，以及经过发酵、烧烤、煎炸等过度加工或含防腐剂的食品和腐坏的食物，都属于惰性食物。

悦性食物能使身体健康，增强脑力、体力与活力，让情绪稳定，保持身心的平衡状态。例如新鲜水果和蔬菜、谷类、豆制品、坚果、蜂蜜、奶制品等，都属于悦性食物。

平常应当多摄入悦性食物，少吃变性和惰性食物；注意各大营养素的均衡摄取；选择新鲜的食物；饮食以清淡为主，多吃蔬菜和水果；适量进食，七分饱即可；进食时保持良好的心境；适当地安排断食。

4. 瑜伽冥想

练习瑜伽的前提是具备一种健康的意识状态，即把注意力集中在当下的能力上。而瑜伽冥想的目的是为了帮助人们建立这种健康的意识状态，在冥想中进入一种沉思或反省自我、对宇宙觉悟的专注状态，体会"天人合一"的和谐与宁静。

冥想能够培养一种满足与平静的情绪状态，促使人的精神放松、脑电波平静；能够调节血压；能够启动副交感神经系统，进而平息体内的躁动情绪，消除肌肉的紧张，帮助调节呼吸频率。修习者可以通过借助合适的道具，采取适当的姿势和一定的技巧，配合稳定、流畅、深长的呼吸，进入瑜伽冥想。尽量在同一时间、同一地点进行冥想练习。

5. 瑜伽放松

坐着一动不动或者躺着就是瑜伽放松吗？当然不是。瑜伽放松要求身体、意识、心灵的整体放松，而不仅仅指身体上的静止不动。在瑜伽中，放松练习不仅能消除肌肉张力，还能使身体吸收和整合不同姿势所释放的能量，让你在每一个或一系列瑜伽姿势中受益。瑜伽修炼把放松当成整个练习的重要环节，只有经过训练，才能够在需要放松时快速进入状态，让身心更快地恢复活力。尤其是放松大脑和心灵，更需要不断地学习与练习。消除大脑的紧张情绪、放松大脑能使思维清晰、意识清醒，注意力集中；放松心灵是一种更高层次的放松，能让心态平和，不被外物所困扰。

6. 瑜伽生活方式

人们在日常生活中的行为举止很重要，能直接影响瑜伽修习的进程。瑜伽所主张的是自然健康的生活方式，在整个生活中延续瑜伽的练习，这样才能获得最大的益处。具体来说，要早睡早起，生活规律，保持清洁；不放纵自己的感官需求，素食，不吸食麻醉品，不乱性，不去收罗不需要的东西；真诚坦率，不说谎，不赌博；仁慈，善良，不杀生和非暴力主义，不在思想、言辞、举止上伤害其他生物，与周围环境和谐共处。遵循这些原则，坚持自然健康的生活方式，对瑜伽的修习、个人修养的提高、保持心灵的洁净本真都是大有裨益的。

六

快乐起航，
瑜伽初学者应该这样练

练习瑜伽前，需要进行一些必要的准备工作。虽然是很小的细节，但它们恰恰是有效、安全练习瑜伽的前提条件，初学者一定要重视。只有准备充分，练习瑜伽才会有更好的效果。

1. 选择合适的瑜伽练习场地

瑜伽是一种"绿色有氧运动"，最好选择安静、清洁、空气新鲜的地方，例如屋内、阳台、屋顶、花园等。所选择的练习地点应该是干燥，没有尘土、虫蚁、异味的地方，并且周围温度适宜。如果条件允许，尽量到大自然中去练习，但不要在烈日下练习。

倘若去瑜伽馆练习，应当选择通风、透气、光线充足的瑜伽馆。倘若在家中练习，需要一个明亮、安静、不被打扰、足够大的空间，在做伸展动作时手脚不至于碰到家具或墙壁。练习区域的地面必须是坚固防滑的，如果地面较滑，应当铺上专业的瑜伽垫。练习瑜伽时可以在旁边摆放绿色植物。

2. 瑜伽服装的选择

瑜伽运动最注重身体的柔韧性，所以最好在练习时穿上专门的瑜伽服。专门的瑜伽服，其设计以修身剪裁为主，选用极富弹性、手感柔软顺滑的面料，会让你在练习时身心更加舒展。

如果没有瑜伽服，尽量穿着舒适、轻柔、干净、宽松或有弹力的服装，尤其以柔软、全棉的服装为佳。衣服一定要吸汗、透气，且松紧适度、便于活动。练习时严禁穿紧身内衣，以免使呼吸和循环系统

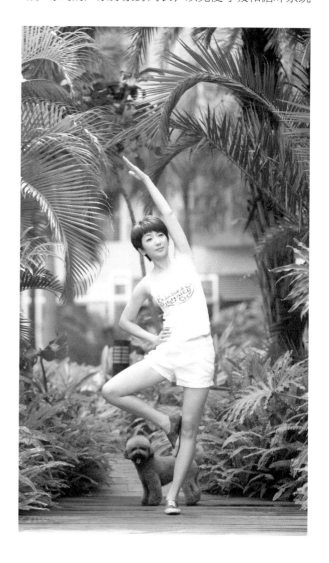

受限；不要佩戴任何饰物；如果不是太冷，最好赤足。

3. 瑜伽的最佳练习时间

通常，早上 5~8点是一天中练习瑜伽的最好时段。清晨练习可以松弛僵硬的肌肉，为一天的学习和工作增添活力。傍晚也是一个较好的时段，在傍晚练习可以很好地舒展身体，释放一天中身体所集聚的紧张与压力。

选择一天中不匆忙、不会被打扰的时间，且尽量将练习的时间固定下来，这样能让练习的效果更好。练习宜在餐前进行，练习时间的长短依据个人的体力状况而定。一般来说，刚开始练习时，时间可稍短一些，以后再逐渐延长。不同的时间适宜练习不同的内容，例如早晨多练习体位法，中午、晚上多练习冥想。

4. 练习瑜伽前后的饮食窍门

最好在空腹时练习瑜伽。如果很难做到，可在练习前进食一杯果汁或牛奶等饮料或流质食物，半小时后方可练习。

应在进食后3小时左右练习瑜伽，绝不能在饱腹时练习。如果是清淡的饮食，需1小时后再练习瑜伽体式，这样身体才不会感到不适。练习完瑜伽约半小时后可以进餐。多吃悦性食物，少吃变性食物和惰性食物，避免饮浓茶、咖啡、酒精制品，不要吸烟或吃辛辣的食物，每餐七分饱有助于健康。

如果天气炎热，或是在比较热的室内练习，可在练习前大约1小时及练习后10~30分钟，喝一大杯淡盐开水。补充适量的水分有助于活动身体，预防肌肉痉挛以及受伤。

5. 练习瑜伽前后的清洁沐浴

练习瑜伽体式前，应该先排空膀胱、清空肠道。假如练习者患有便秘或无法在练习前排空膀胱，那么就从头倒立式和肩倒立式以及它们的变体开始练习，这些体位法有助于膀胱活动。没有排空膀胱前，不要练习高难度的瑜伽体位。

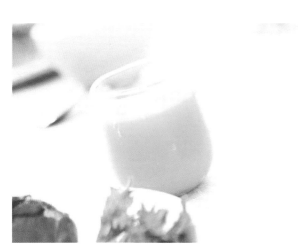

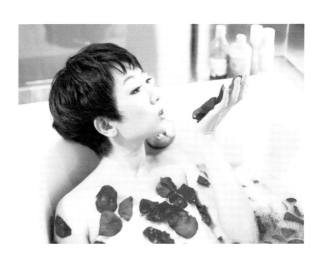

练习瑜伽之前最好先洗个澡，能使自己的精神更加饱满。练习完瑜伽后不要马上洗澡，因为运动会使毛孔扩张，身体会感觉非常敏感，冷水或热水都会给皮肤造成强烈的刺激。最好15~30分钟后再淋浴。

6. 练习瑜伽的辅助用具

练习瑜伽的过程中，借助一些实用的工具可以让动作变得更为容易，也可以减小受伤的概率，这对初学者来说更为必要。这些工具有的是瑜伽的专门工具，有的则是家中的常用物品。如果没有专门的工具，可用家庭常用物品来代替。

瑜伽带或长绳：瑜伽带用来帮助初学者把动作做到位，用长绳也可以，长度应为1.5~2米，不要太细，以方便手握为准，要有一定的强度。

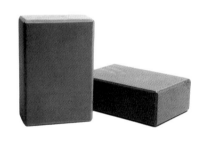

瑜伽砖：瑜伽砖一般由塑料材料制作，也有木制的。主要用来帮助初学者伸展身体，碰触地面，达到练习要求的姿势。用方形的木块或将几本书摞起来，也能起到同样的作用。

瑜伽砖

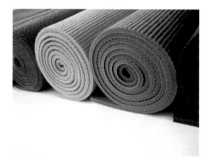

瑜伽垫

瑜伽垫：瑜伽垫一方面有防滑的作用，在进行瑜伽动作时可增加稳定性和抓力；另一方面可保护身体与地面接触的部位，例如做跪姿练习时，避免膝盖和脚踝受到压迫而产生疼痛。专业的瑜伽垫有厚薄之分，可以依据个人喜好选购。

薄毯：可以在休息时用来保暖，还可以叠起来当垫子用。

软靠垫：平常用在椅子上的靠垫就可以，在进行坐姿、仰卧、俯卧等动作时，可以将靠垫垫在身下，以降低动作难度或让自己更舒服些。

7. 初学者必读的瑜伽安全须知

（1）练习瑜伽前要仔细阅读体位法的练习步骤、动作要点和注意事项，要将相关内容记住。在开始修习一个新姿势时，一定要谨慎，不能过猛。

（2）练习时集中精神，把注意力放在进行的动作上，精力不集中很可能导致受伤。

（3）检查练习区域，确保没有可能划伤你或将你绊倒的物品，并再次检查地面，确保地面不滑。

（4）进行瑜伽动作前一定要做好充分的热身。不能粗暴地对待自己的身体，不要认为产生疼痛才有练习效果，否则可能会造成严重的拉伤。要随时倾听你的身体在说什么。

（5）如果你身体的某个部位有伤，或有慢性疾病，或者处在特殊生理期（如月经、怀孕、哺乳期），在练习前，一定要向医生或有经验的瑜伽教练咨询。

8. 舒缓身心的瑜伽音乐

练习瑜伽时，播放一些优美、舒缓、轻松的瑜伽音乐或轻音乐，可以提高练习的兴趣、净化繁杂的思绪，让你的精神更容易放松下来、心灵更加平和。练习时要注意放低音量，保持对身体变化的专注。

9. 练习瑜伽的基本顺序

首先，做瑜伽的热身动作；其次，做各类姿势及放松，顺序是前俯姿势→后仰姿势→前俯姿势→扭曲姿势→前俯姿势→一个或两个站立姿势→平衡姿势→放松动作→倒立姿势→放松动作；最后，呼吸和冥想。呼吸和冥想既可以在练习瑜伽动作之后完成，也可以在其他时间完成。

10. 休息与按摩

完成瑜伽体式的练习后，都要躺下进行摊尸式（Savasana）休息10~15分钟，这种体式可以消除疲劳。瑜伽休息分为两种：一种是短时间的休息，主要是体位法中常采取的10~30秒钟的休息；另一种是专门的休息，有时长达数小时之久，如瑜伽师常练习的放松术。练习完瑜伽后，做一做全身按摩，尤其是关节按摩，能帮助放松。

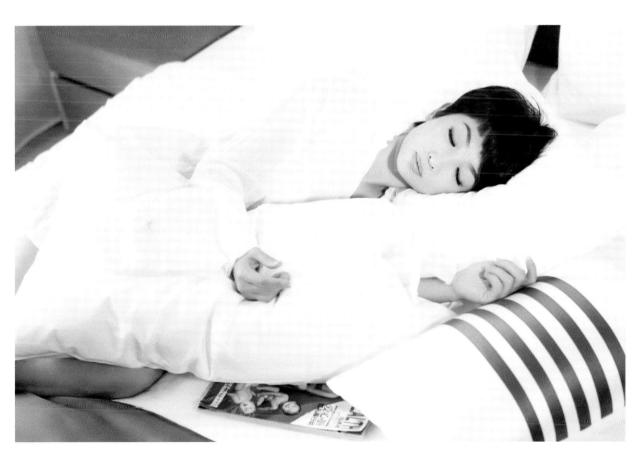

七 | 专业解答，
直击瑜伽教学常见问题

自从开设瑜伽班以来，教练们收到了学员们关于练习瑜伽的各种问题。为了解决瑜伽初学者的困惑，现挑选了几个常见的问题进行问答，希望对大家有所帮助。

1. 初学者应该怎样安排练习瑜伽的时间

第一次接触瑜伽的朋友，最初可以隔天一次，每次练习的时间尽量安排在相同的时间段，这样可以给身体一个固定的刺激，既便于养成良好的练习习惯，又能让身体的各个器官尽快进入状态。每次练习的时间维持在30~40分钟即可，其中花15~20分钟用来做热身练习，剩下的时间可以根据自己的身体状况安排不同的体位法。

随着练习时间的增加，身体状态的改变，可以将隔天练习一次改为每日练习一次，每次的练习时间也可以适当延长，但是要注意维持练习的惯性，练习时间和时长尽量固定，并持之以恒。

2. 身体柔韧性比较差，适合练习瑜伽吗

许多不熟悉瑜伽的人会认为只有身体足够灵活才可以练习瑜伽，而事实上，各种人群、各种年龄和各种身体状况的人都可以练习瑜伽。不是因为身体柔软才去练习瑜伽，而是瑜伽能帮助我们的身体慢慢地变得更加柔软。瑜伽是通过呼吸去带动身体做温和伸展的运动，它不是柔术，更不是杂技，从不强调你的身体需要多么柔软。每个人的身体状况不相同，所以并

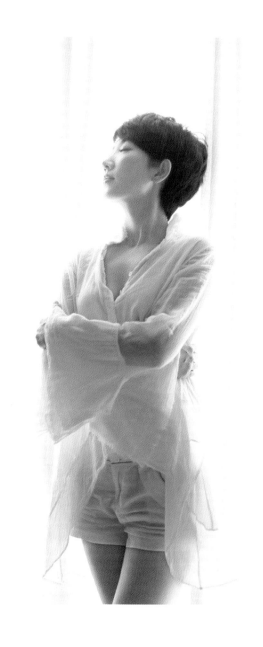

没有一个统一的标准：一定要做到何种程度才算做得好，只要按照正确的指导、运用科学的方法尽力做到自己的极限，那就是完美的。

3. 为什么练习瑜伽时肚子会发出"咕咕"的声音

如果在练习前半小时喝了水，肚子就会发出"咕咕"的声音。因为瑜伽有疏通经络、按摩内脏、反排胃胀气的作用，因此在练习时有排气、打嗝、肠胃发出声音等现象都是正常的。这也是我们强调要空腹练习瑜伽的原因之一。

4. 练习瑜伽最重要的是什么

答案是呼吸。因为瑜伽的呼吸方式可以引起振动，加强心脏的造血功能，增强血液对神经系统及内分泌的供给，从而加强循环系统功能，使机体保持健壮并充满活力。同时要牢记尽量将动作做到极限，集中注意力，将精神专注于身体拉伸部位的感受上，使精神的专注、呼吸、冥想融合在体式中，用呼吸带动身体和心灵变化，感受和体会超越身体极限的快乐，从而真正认识自己的身体。

5. 为什么练习瑜伽时会头晕

原因大致有四种：极度空腹；吃得过饱，血液集中于胃部而使脑部供血量不足；患有高血压、高血糖或低血糖、低血压（如有上述疾病应提前告知瑜伽教练，让教练指导你进行有针对性的练习）；一些体位动作会引起血液集中流向脑部，这种情况属于正常反应，放松休息即可恢复。

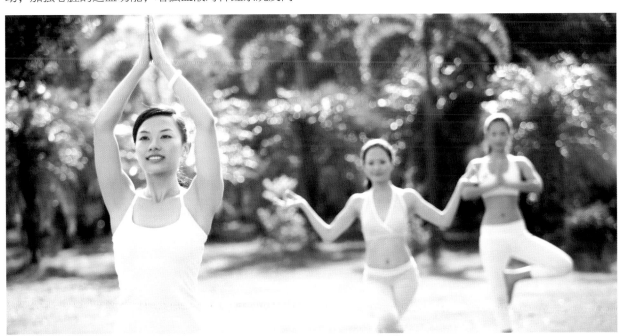

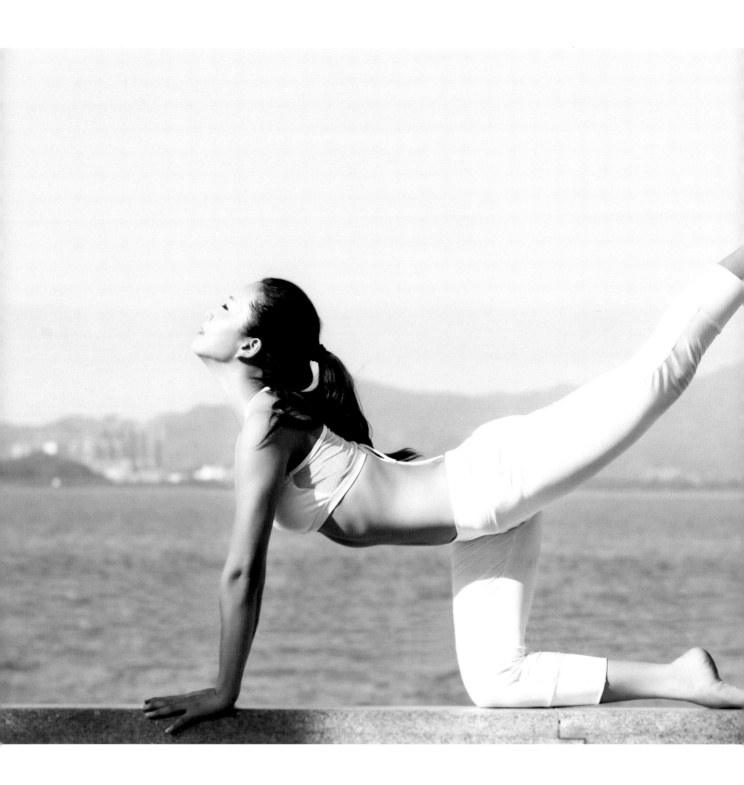

02

入门预备课，
体验瑜伽传承千年之精髓

关于瑜伽，或许你只是耳闻已久，
一直没有见识它的庐山真面目。
那么，从现在开始，亲近瑜伽，深入地认识、了解真正的瑜伽。
瑜伽的精髓不是你最熟悉的体位法，
而是调息与冥想。
掌握了这些，你的瑜伽修炼才是完整的。
3种呼吸法、4种调息法、6种瑜伽坐姿、6种瑜伽手印、3种冥想
法，引领你步入古老而时尚的瑜伽殿堂。

会呼吸就能重拾健康，
神奇的瑜伽呼吸法

在瑜伽中，呼吸是指通过鼻腔，借助腹、胸、肩来进行气息练习。瑜伽呼吸法是每一个瑜伽动作结束时进行放松的方法，贯穿于整个练习过程中，从呼吸开始进入瑜伽练习非常必要。本节介绍了腹式呼吸法、胸式呼吸法和完全式呼吸法。

1 "大腹婆"的救星——
腹式呼吸法

腹式呼吸法又叫横膈膜呼吸法，练习时用肺部的底部进行呼吸，感觉只有腹部在起伏，胸部相对不动。通过这种方式对吸入的气体进行控制，能使膜状肌更为有力，让呼吸的时间和周期变得深长而有规律。一次吸气、呼气和屏气为一个调息周期。腹式呼吸法可以按摩腹部器官，消除腹部赘肉，加速全身的血液循环。

贴心 Tips

腹式呼吸法能有效去除腹部多余的脂肪，是爱美女孩们的首选。但是很多初学者在开始阶段很难体会到腹部的起伏，没有关系，只要坚持练习，将意识集中于腹部，感受腹部好像在一起一落，通过一段时间的练习就可以掌握了。

1 选择一种舒适的瑜伽坐姿，腰背挺直。将手轻轻搭放在腹部，吸气时，用鼻子把新鲜的空气缓慢深长地吸入肺的底部，随着吸气量的加深，胸部和腹部之间的横膈膜将向下降，腹内脏器官下移，小腹会像气球一样慢慢鼓起。

2 呼气时，腹部向内、朝脊椎方向收紧，横膈膜自然而然地升起，把肺内的浊气完全排出体外，内脏器官恢复原位。

2 排毒塑形双重奏——
胸式呼吸法

胸式呼吸法接近我们日常使用的呼吸方法，只是程度比日常呼吸更深长和专注一些。在练习时，用肺部的中上部参与呼吸，感觉胸部、肋骨在起伏，腹部相对不动。胸式呼吸法可以把因为呼吸短促而挤压下的废气排出体外，还能稳定情绪、平衡心态。

1 选择一种舒适的瑜伽坐姿，腰背挺直。将手轻轻搭放在肋骨上，两鼻孔慢慢吸气，同时双手感觉肋骨向外扩张并向上提升，但不要让腹部扩张，腹部应保持平坦。

2 缓缓地呼气，把肺内浊气排出体外，肋骨向内收并向下沉。

> **贴心 _Tips_**
>
> 练习胸式呼吸法的过程中，主要是胸腔区域的扩张与收缩，腹部要保持平坦。在运动或处于紧张的状态时使用胸式呼吸法较多，但是对于一部分人来说，在紧张过后最好不要继续运用这种方法，以免形成不良的呼吸习惯，使紧张感继续。

3 全面提升身体机能——
完全式呼吸法

完全式呼吸法是瑜伽调息及相对应收束法的基础，在练熟了腹式呼吸和胸式呼吸后才可以练习完全式呼吸。呼吸时整个肺部参与呼吸运动，腹部、胸部乃至全身都能够感受到起伏。完全式呼吸法能够让更多的新鲜氧气供应血液，增强心脏功能，缓解内脏压力，调节内分泌失调。

1 左手搭放在肋骨上，右手搭放在腹部上。轻轻吸气时，首先把空气吸入到肺的底部，使腹部区域胀起。继续吸气，将气体慢慢填满胸腔。

2 呼气，按相反的顺序，先放松胸部，然后放松腹部，尽量把气吐尽，然后有意识地使腹肌向内收紧，并温和地收缩肺部。

> **贴心 _Tips_**
>
> 意识到呼吸的重要性是练习瑜伽的第一步。但作为初学者，在练习过程中不要过于在意呼吸，应把注意力集中在肌肉和身体的感受、体位的摆放和其他细节上，久而久之，自然呼吸就好了。当你已经熟悉了体位法后，就可以尝试着利用这三种瑜伽呼吸法去控制呼吸了。当然，不练习瑜伽时也可用瑜伽腹式呼吸法进行呼吸，当腹式呼吸已经成为一种习惯，对于瘦身非常有益！

二

慰藉心灵，
舒缓压力的瑜伽调息法

在瑜伽的构成要素中，不管是体位法还是冥想法，都需要呼吸和调息来配合。瑜伽中的呼吸过程被称为调息，即pranayama，由prana和yama两部分组成。prana有"呼吸""生命之气""能量"之意，yama有"调控""延长""暂停"的意思。调息主要是在主观意识的参与下，通过手、舌头、嘴唇、腹腔等身体部位对气息进行控制。瑜伽调息法就是呼吸控制法，控制呼吸就能控制情绪。印度许多瑜伽修行者认为，通过努力控制呼吸，他们可以成为命运的主宰。

1 清理经络调息法

建议练习时间	**早上7点**
难度指数	★★★
呼吸方式	**完全式呼吸**
练习次数	**2次**

清理经络调息法也叫左右交替呼吸法，它通过用左右鼻孔交替式呼吸的方法让冷与热、静与动达到平衡，清理左右经脉，让生命之气畅通地流动。这种调息方法能增加血液中的含氧量，促进血液和淋巴系统的循环，清除血液中的毒素；清理由鼻至肺的整个呼吸系统，让人精神焕发、平和宁静，使人不论在心理还是生理上均处于正常的健康状况；经常进行还可以提高免疫力，预防各种呼吸道疾病。

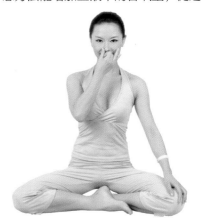

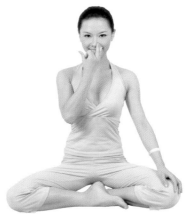

1 以舒适坐姿坐好，背部挺直，闭上双眼放松，逐渐把注意力集中在呼吸上，伸出右手，弯曲食指和中指，大拇指和无名指抵于鼻翼两侧；大拇指压住右鼻孔，以左鼻孔吸气。

2 接着，用无名指压住左鼻孔，以右鼻孔呼气；然后，以右鼻孔吸气，压住右鼻孔，以左鼻孔呼气。这是一个回合，可做25个回合。

贴心 *Tips*

呼吸时不要太勉强，呼气和吸气的时间一样长。在呼吸的过程中最好没有声音，当你感觉到身体疲倦或其他消极状态时，应结束呼吸练习。患有神经性偏头痛、癫痫病或大病初愈、腹部手术刚痊愈以及正在服用某种药物的人群均不适合做调息练习。最好在空腹并解决大小便之后再练习。

2 圣光调息法

建议练习时间　**早上7点**
难度指数　★★★
呼吸方式　**腹式呼吸法**
练习次数　2~5次

圣光调息法是一种让头脑变得清晰的好方法，适合作为静坐、冥想前的准备练习。此外，它还可以缓解头部血栓的形成，使身体变得活力四射。

贴心 *Tips*

在练习过程中如果出现头疼、头晕或呼吸急促等不良反应，应立即停止练习，坐着休息片刻，恢复正常的呼吸。当不良反应消失后，再继续练习，在练习过程中一定要集中注意力，不能太过用力。

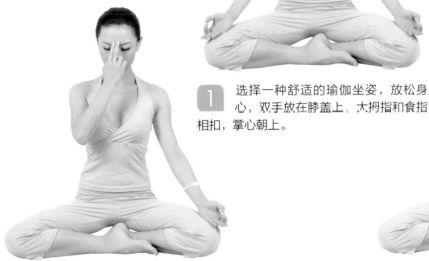

1 选择一种舒适的瑜伽坐姿，放松身心，双手放在膝盖上，大拇指和食指相扣，掌心朝上。

2 伸出右手，食指、中指放在眉心处，用无名指盖住左鼻孔，用右鼻孔做腹式呼吸。吸气要自然缓慢，呼气要用力吐尽，做10~20次完整呼吸。

3 最后1次呼气时，尽量呼出肺部的空气，关闭两侧鼻孔，尽量长久地悬息（即屏息），然后恢复正常呼吸，换左鼻孔练习。建议练习2~5个回合。

3 霹雳吹气法

建议练习时间	**早上7点**
难度指数	★★★
呼吸方式	**完全式呼吸**
练习次数	**2次**

霹雳吹气法是一种鼻吸口呼的调息练习方法。它能帮助排出肺部底层积存的废气，燃烧腹部脂肪，按摩腹部器官，尤其是肾脏，促进消化和排泄。

贴心 _Tips_

调息法的最佳练习时间是深夜或者黎明，因为这些时间段比较安静。其他时间也可以练习，前提是选择静谧的练习场所。

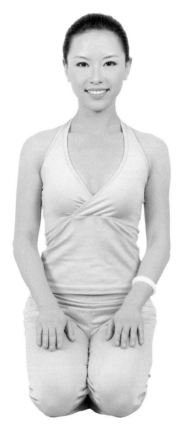

1 以金刚坐坐姿坐好，臀部跪坐在双脚脚后跟上，双手搭在双大腿上。

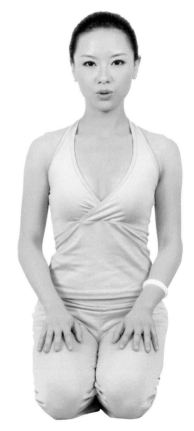

2 用鼻子深深吸气，让肺部充满空气，再用嘴巴用力快速地呼气，分几次将气体呼出，感受肚脐逐步向脊柱方向靠近。

4 清凉调息法

建议练习时间	**早上4~6点**
难度指数	★★★
呼吸方式	**完全式呼吸**
练习次数	**2次**

清凉调息法是一种用嘴巴吸气、鼻子呼气的呼吸方法。当清凉的空气进入体内时，会给整个身体带来清凉感。夏天要多做，冬天应少做。它可以放松身体的各个肌肉群，强化肝脏和脾脏功能，洁净血液，促进生命之气在体内的流通。

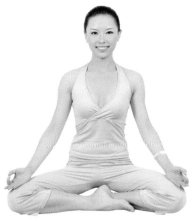

1 选择一种舒适的瑜伽坐姿坐好，腰背挺直，下巴微收，双手放在双膝上，掌心朝上。

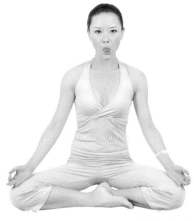

2 张开嘴，将舌尖略伸出唇外，卷成管状。

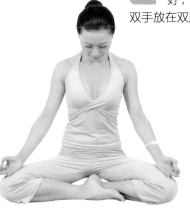

3 通过舌尖吸入空气，感觉清凉的空气经过舌头，沿着气管向下运行。吸满空气后，合上嘴巴，收下巴抵锁骨，悬息。

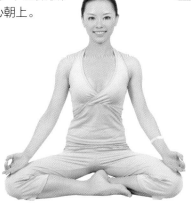

4 悬息4秒钟以上，抬头，通过鼻孔慢慢地呼出气体。然后重复练习25~50次。

贴心 *Tips*

最好不要在空气污染或者天气过冷的环境中练习清凉调息法，因为在空气从鼻子进入肺部之前，有加热和过滤的作用，但用嘴吸气则没有这些作用，所以有可能会对肺部造成伤害。

三 "瑜美人"必学，
睿智典雅的瑜伽坐姿

学习瑜伽坐姿，是练习瑜伽体位法中的坐姿式体位法的第一步，更是调息和进入瑜伽冥想层面的基本训练。只有在一个坐姿上可以保持3~4小时，并且不会感觉到有任何的不适，才可以真止进入冥想的训练。瑜伽坐姿不仅能帮助你矫正在日常生活中的不良坐姿，还能改善形体。

1 简易坐

简易坐是初学瑜伽打坐者的首选。因为大部分初学者肢体僵硬，气血滞塞不通，心神散乱不定，所以采用简易坐这种比较舒适安逸的坐姿最适合。简易坐能够增强髋部、膝盖、脚踝的灵活性，加强腿部神经系统。可以根据自己的情况调整坐姿，单腿向前伸展或用薄枕抬高臀部。

1 坐在垫子上，双腿伸直。

2 弯曲左小腿，把左脚放在右大腿下。

3 屈起右小腿，把右腿放在左大腿下。

4 双手自然放于双膝，掌心向下，头、颈、躯干部保持在一条直线上。

贴心 *Tips*

瑜伽认为在构成世界的最初物质中，大地是最基础的元素。而我们身体的下半部和足部以及骨骼都来源于大地，因此在瑜伽练习中，坐姿和手印代表着我们在自然界中依附于沉实的陆地，仰望苍穹、渴望回归的姿态。在《瑜伽经》中的八个瑜伽学习过程中，第三个步骤名称就是坐法。《瑜伽经》的作者帕坦伽利认为，瑜伽的坐法和体位法的练习都是为了制感（控制感官），最终为进入冥想作铺垫。由此可见，坐姿是学习瑜伽的重要必修课程。

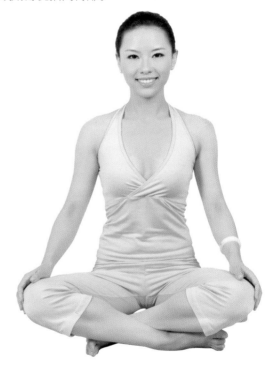

2 金刚坐

金刚坐又称"正跪坐式"或"钻石坐"，是练习者要掌握的另一种重要姿势。如果其他坐姿坐久了感到腿麻痛难忍，即可换成跪坐，可以缓解疼痛。此外，此坐姿还有增强肠胃系统的功能、促进消化和强健脊椎周围核心肌群等功效。

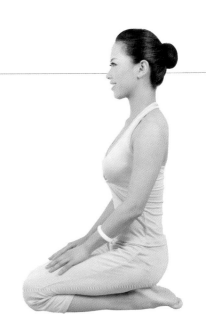

1 双膝并拢跪地。

2 臀部坐在双脚脚后跟上。

3 放松肩部，收紧下巴，挺直腰背。

4 双手平放在大腿上（或自然垂于体侧），双手十指指尖朝前。

3 半莲花坐

半莲花坐是从简易坐向莲花坐的过渡形式，适合柔韧性还不够好的人。莲花坐在梵文中被视为美的纯粹象征。从瑜伽的角度来看，这个坐姿极适宜进行呼吸、调息和冥想时采用。它可以放松脚踝、膝盖和双腿肌肉，增强膝关节功能，缓解关节炎和风湿痛。

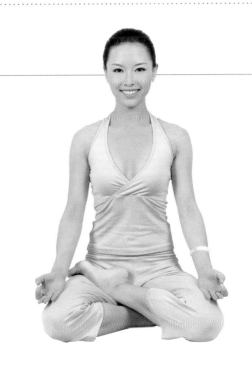

1 坐在地上，双腿并拢且伸直。

2 弯曲右腿，将右脚放于左大腿下。

3 弯曲左腿，把左脚放在右大腿上。

4 腰背挺直，双手以智慧手印放于双膝上，保持自然呼吸。

4 全莲花坐

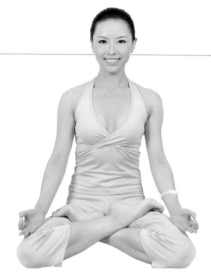

全连花坐是瑜伽中最重要的体位法之一，非常适合做呼吸、调息、冥想练习时采用。它引导生命之气普拉那上升，使人变得沉着冷静、心灵平和、活跃而警觉。因此，它对患有神经疾病的人非常有益。它还能摆正歪斜的骨盆、预防内脏器官下垂、美化腿部线条。

贴心 *Tips*

刚开始练习瑜伽坐姿时，如果勉强坐得太久，很容易因为身体酸麻胀痛而对瑜伽坐姿练习产生退却的念头，所以最初练习以"短时多次"为宜，慢慢地就能享受到打坐的乐趣了。练习瑜伽坐姿时，要保持腰背挺直、下颌内收，使头部、颈部和脊椎保持在一条直线上。此外，练习全莲花坐时，注意膝盖不要上浮。

1 以半莲花坐为起始动作，腰背挺直，然后将右脚搭放在左大腿根部，左脚搭放在右大腿根部。

2 双手以智慧手印放在双膝上，双肩保持放松。

5 英雄坐

倘若初学者觉得盘坐较为困难，那么英雄坐是一种较好的选择。它能减少腿部脂肪，缓解膝部由于痛风和风湿症所引起的疼痛，促使形成正确的足弓度；还能按摩盆腔器官和强健脊椎，有助于心灵宁静、平和；如果在饭后练习，它还可以加强整个消化系统功能。

贴心 *Tips*

如果每次练习坐姿的时间在30分钟以上，请做好姿势后，在两大腿中间的骶骨处放薄枕，以填充悬空的空间，防止因脊椎过于受力而产生疲劳。长时间打坐时，注意用薄毯围住双膝和后脑，以免感染风寒。

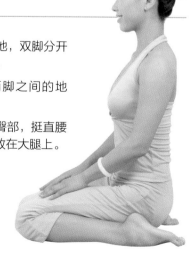

1 双膝并拢跪地，双脚分开与臀部同宽。

2 臀部坐在两脚之间的地面上。

3 脚后跟夹紧臀部，挺直腰背，双手搭放在大腿上。

6 至善坐

　　至善坐被认为是瑜伽练习中最主要的一种姿势，能使身心受益。我们的生命之气在经络里流通。至善坐有助于清理这些经络，使之畅通无阻。此外，至善坐还可以镇定、安神，使头脑清晰，宜用来做呼吸练习和冥想练习；对脊柱下半段和腹部器官有补养、增强的作用；帮助防止和消除两膝和两踝的僵硬、强直。

1 双腿并拢伸直坐在地上，保持背部挺直。

2 弯曲左小腿，使左脚的脚跟紧紧顶住会阴部，左脚脚掌紧靠右大腿。

3 弯曲右小腿，把右脚脚跟放在左脚脚踝上，右脚脚掌则放在左大腿与左小腿之间。背、颈、头保持直立。

4 保持双肩放松，双手以智慧手印放在双膝上。

贴心 *Tips*

　　练习至善坐时，坐好后，闭上眼睛，开始内视。内视就是在闭上眼睛之后用你的慧眼来看闭眼之后的一切。闭眼内视时，先让双眼凝视鼻尖的大概位置。有了一个目标后就会容易很多。尽可能长时间地保持闭目内视的姿势，时间长短可视个人情况而定。有些人刚开始只能坚持几分钟，当可以慢慢地静下心来时，就可以坚持更长时间了。睁开眼睛后，放开双脚，休息几分钟，双腿交换位置再做一次。

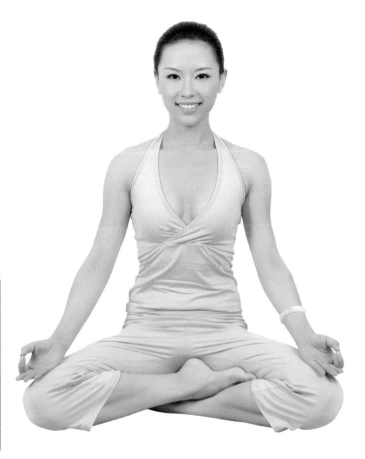

四 | 提升古典气质的瑜伽手印

在瑜伽调息和冥想的练习中，双手的姿势具有重要的意义。瑜伽手印具有神秘的感召力，对身体与意念会产生特殊的能量，创造出接近神圣意识的特殊的连接坏，而且不同的手印对身心有不同的影响。瑜伽手印有助于净化心灵，引导人们了解瑜伽的奥妙和精髓。

1 秦手印

拇指代表大宇宙，食指代表小宇宙，两指相扣代表个体小宇宙的能量与大宇宙的能量相融合。秦手印能让我们更快地进入平静的状态。

1 选择一种瑜伽坐姿坐好。

2 双手的拇指和食指相扣，其余的三个手指放松，双手垂于膝盖上，掌心向下。

2 智慧手印

智慧手印代表把自身能量和大宇宙的能量融合在一起，可以让人的心灵很快归于平和，提升静坐和冥想的质量。

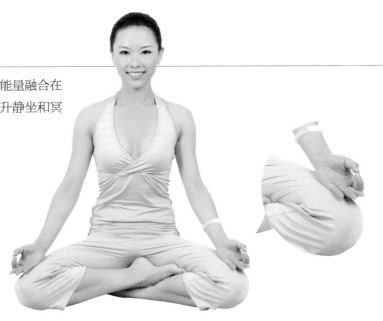

1 选择一种舒适的瑜伽坐姿坐好。

2 双手摊放在双膝上，掌心向上。

3 双手的拇指和食指相扣，其余手指自然放松。

3 禅那手印

禅那手印也叫定结手印，是比较古典的手印，两手相叠呈碗状，意味着空而充满力量的容器，可以平和、稳定精神。冥想的静虑部分，也叫禅定。要做到"定"而后才能"静"，"静"后方能"安"，"安"后才得"虑"，禅那手印是帮助我们修定悟静的首选手印。

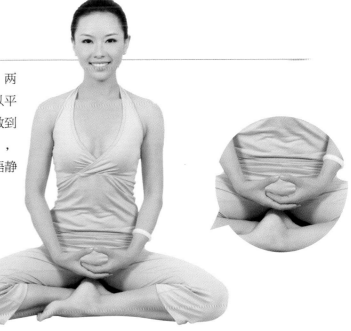

1 选择一种舒适的瑜伽坐姿坐好。

2 双手放在小腹前，掌心向上相叠呈碗状，两拇指交接。

4 祈祷手印

祈祷手印也称双手合十手印。人的身体是右阴左阳，双手合十代表着"阴阳结合"，身体和心灵的统一。掌心相对，能让人更加全神贯注，有助于活跃和协调左右脑，使人获得平和的心态。

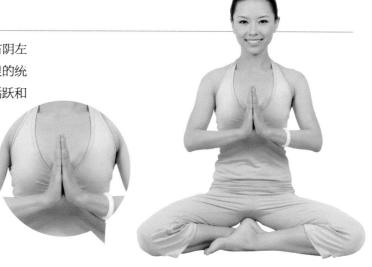

1 选择一种舒适的瑜伽坐姿坐好。

2 双手合十，大拇指指向心轮的方向。

5 生命手印

生命手印能够增强活力，消除疲惫和紧张，并能改善视力。

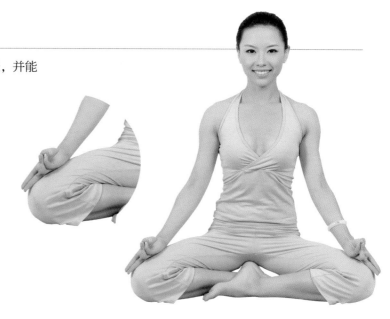

1 选择一种舒适的瑜伽坐姿坐好。

2 双手摊放在双膝上，掌心向上。

3 将大拇指与无名指、小指交接，其余手指自然平伸。

6 能量手印

大拇指代表自我意识，中指代表挑战压力，无名指代表生命力，三指交接象征着能使人充满能量。能量手印能够排出体内的毒素，消除泌尿系统的疾症，帮助肝脏健康地运行。长期练习可调整大脑平衡，让我们变得有耐心、平和且充满信心。

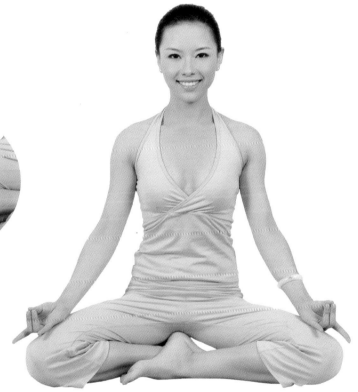

1 选择一种舒适的瑜伽坐姿坐好。

2 双手摊放在双膝上，掌心向上。

3 将大拇指与无名指、中指交接，其他手指平伸。

五　净化身心，神秘的瑜伽冥想

　　瑜伽冥想是指身、心、灵合一后所进入的状态，是一种让大脑安静、心灵平和、让人变得更加自觉和自制的练习。达到冥想的状态需要进行严格的瑜伽修炼，而且其中的方法并不完全适合现代人，建议把冥想当做一种文化知识去了解。本节所介绍的冥想法都是容易学习、接受和掌握的。

1　呼吸冥想法

　　呼吸冥想法要求冥想时要观察呼吸、观察感觉器官、观察身体的各个部位。这是最简单的冥想技巧，只要花2~3分钟时间把注意力集中到感觉和呼吸的节奏上，由它渐渐变得缓慢而深沉。吸进更多的氧气可以放松身体，让思绪平静，更加意识到身体和精神之间的联系。

　　这个练习的目的是在持续地吸气和呼气时，把注意力集中到鼻子、嘴、肺和腹部的感觉上。不要勉强给呼吸设定一个节奏，只要注意它自然的频率和停顿就可以了。这项技巧对安定情绪和保持大脑清醒非常有效，能释放由焦虑和疑惑引起的精神压力；持续地保持专注，有助于防止注意力分散。

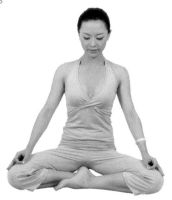

1　选择莲花坐、半莲花坐或简易坐坐好，挺直腰背。采用腹式呼吸。吸气时，要保持清醒，"我正在吸气"。呼气时，也要保持清醒，"我正在呼气"。这样反复一直数到十，然后再从一开始数起。如果数错了或忘记了数，就回到一重新开始。也可以播放一段音乐，在音乐声中深长地、轻柔地、平稳地呼吸。

2　掌握你呼吸的节奏，但尽量保持自然和轻缓，同时对音乐和旋律保持清醒。不要迷失在音乐里，要继续做清醒地呼吸。保持练习10分钟以上，如果有时间可以连续练习。

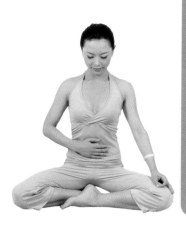

贴心 *Tips*

　　练习时，既可以将眼睛睁开，也可以将眼睛闭上。如果眼睛是张开的，让目光停留在某个焦点上，例如离你身体几米远的地上，或者在眼睛水平位置的蜡烛火苗上。如果眼睛是闭上的，就把注意力全部放在呼吸上。

2 欧姆唱颂冥想法

最常用的经典瑜伽语音（Mantra）是"OM"，它已经作为冥想的工具被瑜伽修习者唱颂了几千年。OM是瑜伽里面最神圣的词。它由a、u、m三个基本音组成，中文译为欧姆，也可译为唵（如果是以这个字出现，相信大家会理解得更深入一些，在佛教冥想里面它常常会出现）。

连续不断地默念OM，可以使大脑更加镇静、心情更加平和；有助于缓解压力、调节情绪，消除紧张感；最重要的是心灵能获得巨大的、集中的能力，还能使心灵的各种功能协调一致。

贴心 *Tips*

通过练习，你能在头脑中默念语音，但刚开始的时候，实实在在地把声音发出来，更容易使思想集中。过几分钟后，睁开眼睛，两腿伸直，休息一会儿再起来。

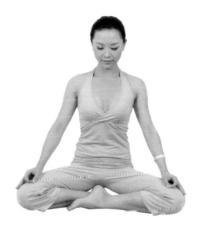

1 选择莲花坐或简易坐坐好，先调整呼吸，采用腹式呼吸。吸气，小腹微微胀起；呼气，小腹回收。如此练习5次以上。收回全部注意力，关注呼吸，微闭双眼。

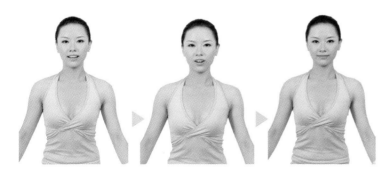

2 现在用深沉的语音唱颂欧姆，注意吸气之后念"欧"，随着"欧"的渐渐结束念"姆"时，腹部发音上移，而"姆"字发的是鼻音。尽量延长呼吸和发音时间。反复进行练习，并且在吸气过程中默念欧姆，然后呼气时继续用深沉的语音唱颂欧姆。

3 注目凝视冥想法

注目凝视冥想法又称特拉他卡法，是观察某一物体后，把印象刻在眉心的一种冥想法。也就是持续地盯着一个视觉刺激物，把思想引导到集中的一点上。这个技巧称为trataka（凝视冥想），是提高注意力的有效方法，被认为是六个传统的瑜伽净化练习之一。

此冥想法能够清洁思想和身体，经常练习可提高视力；让眼睛里涌出泪水，可以清洁泪腺，清除眼中的灰尘和其他污染物；还能刺激大脑、活跃思维。

烛光冥想法

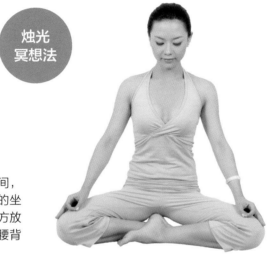

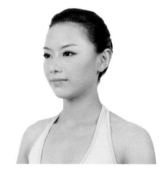

1　选择光线幽暗的房间，以自己感觉最舒服的坐姿坐好。在前面约1米的地方放置一支点燃的蜡烛，注意腰背挺直。

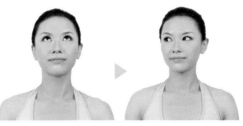

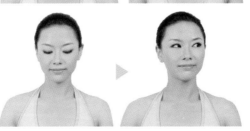

2　做烛光冥想先要活动眼球，按上、右、下、左顺时针方向转动10次，再逆时针方向转动10次。先慢后快。然后闭上眼睛放松（如果戴隐形眼镜，需要摘掉），调整呼吸。

3　低头后慢慢抬头，睁开双眼，移动自己的视线到达烛台的底部，再到达火苗，仔细观察火焰的大小、颜色、形状，包括里焰和外焰。尽量不要眨眼。如果流泪不要揉眼睛。注视自己两眉之间的一个亮点，直到眼睛疲倦或流泪时，闭上眼睛，放松。闭上眼睛之后，继续凝视你双眉之间的亮点，或让它与火焰的余像合一。当它消失时，张开眼睛再专注凝视火焰。反复练习3次，10～15分钟。然后闭上眼睛进入其他冥想状态，或者是放松和结束。

一点凝视
冥想法

1 选择任意一种瑜伽坐姿坐好，挺直腰背，调整呼吸。然后双眼与所关注的物体平行，直到双眼感到疲倦和流泪。

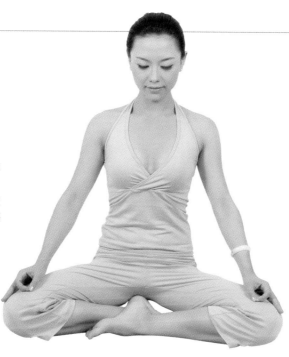

2 闭上眼睛，努力去保持所关注物体的形态。如果图像消失，再睁开眼睛专注凝视，反复几次，持续十几分钟以上，然后闭上眼睛进入冥想状态或结束。

贴心 Tips

　　注目凝视冥想法传统的做法是盯住一支蜡烛的火苗。火苗的光给眼睛强烈的视觉印象，闭上眼睛的时候，这个形象能轻易地保留在脑海中。经过训练，视线会保持持续地集中，眼神和思想不要游离，而且闭上眼睛时也要努力在脑海中保留这个形象。也可以使用任何一个物体，比如一朵花、一块石头等，越简单越好，这样大脑就不会被细节干扰；也可以用一个有意义的、有视觉冲击力的物体或形象，如传统的几何对称符号。

　　一点凝视冥想法主要是将双目的注意力集中到一点上，可以任选一个物体，如一朵花、一根手指、一根羽毛或一幅图像。练习时间长了时可以凝视自己的鼻尖，也可以闭上眼睛集中注意力观想眉心处有一个亮点。

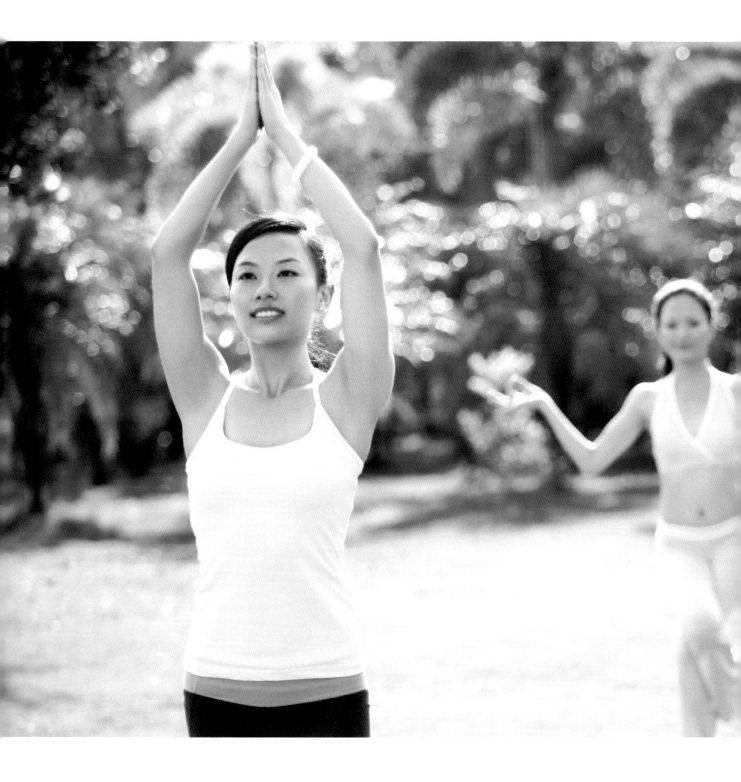

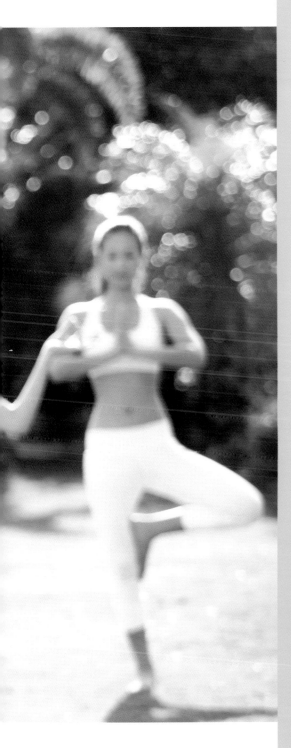

03

循序渐进，瑜伽
初、中、高级进阶课

即便是初级拜日式，
也能让你体验瑜伽体位法，让自己焕然一新！
现在就从初级的体位法入门，学会倾听身体发出的声音。
最基础的理论指导、标准姿势的动作示范、详尽的要领讲解等——
为你呈现，
即使你是对瑜伽一窍不通的"菜鸟"，
也能在精心编排的教程的引导下，
深刻地感受瑜伽锻炼、瑜伽生活方式，
成为"瑜伽美人"。

打开身体柔韧性的初级教程

　　瑜伽初级教程是针对初次练习瑜伽的人而精心编排的，集合了相对简单的瑜伽基础体位。刚开始练习瑜伽体位法时，若无法达到示范标准，千万不要操之过急，不要勉强自己，悉心倾听身体的声音，感觉累就休息。坚持一段时间的练习，你会感受到瑜伽给你带来的各方面的变化，整个人的气质提升了，心态也平和了不少。

1　必学经典暖身法——
初级拜日式

建议练习时间	**每次练习瑜伽前**
难度指数	★★
呼吸方式	**腹式呼吸**
练习次数	1次

　　初级拜日式的梵文名称为"Surya Namaskara"，它是由一组瑜伽姿势组成的动作。这个体位法中的姿势来源于一系列对初升的太阳表示膜拜、致敬和祷告的动作。瑜伽的练习一般都由拜日式开始，它是最好的热身练习，能打开全身的关节，调理和巩固整个身体和脊椎，给身体注入活力，为后面的练习做好准备。初级拜日式通过一系列伸展、扭转和挤压动作，能够舒活全身筋骨，活化脊椎，改善骨质，增强身体的柔韧性，使体态更加优雅挺拔；能够按摩内脏器官，强化心肺功能，理顺肠胃，排出毒素；能够加快气血循环，提高新陈代谢率，促进脂肪的燃烧；能够使人精神饱满、身心愉悦，充满自信。

> **贴心 *Tips***
>
> 　　练习瑜伽体位法或做其他运动前，都要坚持用10~15分钟做热身动作，伸展筋骨或肌肉，防止拉伤身体。

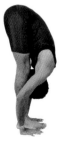

1　祈祷式：站立，腰背挺直，双脚并拢，双手于胸前合十，大拇指相扣抵住胸骨。保持3次呼吸。

2　展臂式：吸气，伸直双臂并向上举，边呼气边让上身向后伸展。保持2次呼吸。

3　站立背部伸展式：吸气，上身回正，呼气，手臂带动身体向前向下伸展，同时要保持背部伸直，双手放于双脚两侧，脸靠近小腿。保持3次呼吸。

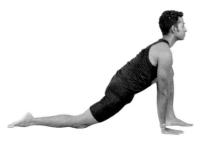

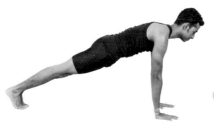

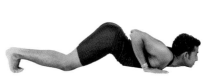

4 起跑式：吸气，仰起上身，微微屈膝，右脚向正后方大步踏出，让右膝盖以下全部着地，左小腿保持与地面垂直，边呼气，边将胯部向下沉，双手尽量触及体侧的地面。保持2次呼吸。

5 斜板式：吸气，身体前倾，双手放于左脚两侧，呼气，左脚向后踏出与右脚并拢，收紧臀部，胯部微微下沉，身体成斜板状。保持2次呼吸。

6 蛇击式：呼气，弯曲肘部，把双膝、胸部、下巴贴在地面上，保持不动。此时双腿膝部贴地，脚尖点地，臀部抬起。保持3次呼吸。

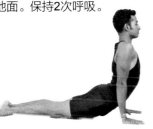

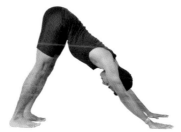

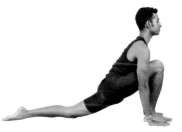

7 眼镜蛇式：吸气，伸直双腿，上半身沿着地面向前滑动，直到胯部接触到地面为止，头部向上伸展，让上半身后仰，眼睛看向天花板，注意不要耸肩。保持2次呼吸。

8 下犬式：吸气，双脚脚掌贴地，抬起臀部，双手和双脚位置不动，伸直膝盖，让双肩向下压，尽量将额头和双脚脚后跟着地。身体呈倒"V"字形。保持3次呼吸。

9 起跑式：吸气，抬头，右腿向前迈一大步，使右小腿与地面垂直。左腿向正后方大步踏出，膝盖以下着地，边呼气边使胯部下沉。让上身尽量后仰，眼睛看向上方，双臂自然垂于身体两侧。保持2次呼吸。

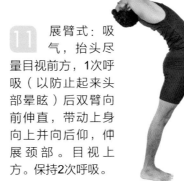

10 站立背部伸展式：吸气，上半身回正，左腿向前踏回，与右腿并拢伸直，双手放于双脚两侧，尽量把脸靠近小腿。保持3次呼吸。

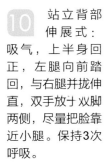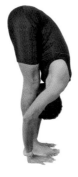

11 展臂式：吸气，抬头尽量目视前方，1次呼吸（以防止起来头部晕眩）后双臂向前伸直，带动上身向上并向后仰，伸展颈部。目视上方。保持2次呼吸。

12 祈祷式：吸气，手臂带动上身回到正中位置，边呼气边将双手掌合十，放回胸前抵于胸骨。保持3次呼吸。

2 风吹树式

建议练习时间	**早上6点、晚上7点**
难度指数	★
呼吸方式	**腹式呼吸**
练习次数	**2次**

风吹树式的梵文名称为"Tiryaka Tadasana"。在练习风吹树式时，身体犹如树般来回摆动。练习时，意识应集中感受背部和腰侧肌肉的拉伸和力度。这种体式是很好的伸展脊椎的姿势，侧向拉伸了脊柱，能够舒缓脊椎紧张，扩张胸部，放松肩关节；能够培养身心的平衡感，矫正体态不良，提升气质。

体式功效

通过上半身的伸展和弯曲，能锻炼腰部直肌群和改善肠脏器、促进肠胃蠕动、加强消化和吸收功能，有效改善便秘等。

在双臂带动上半身下弯的过程中最大限度地紧绷，美化手臂曲线。

侧弯腰的动作能充分地拉伸腹外斜肌，消除侧腰赘肉，紧致腰身线条。

锻炼双腿肌肉，强化脚踝。

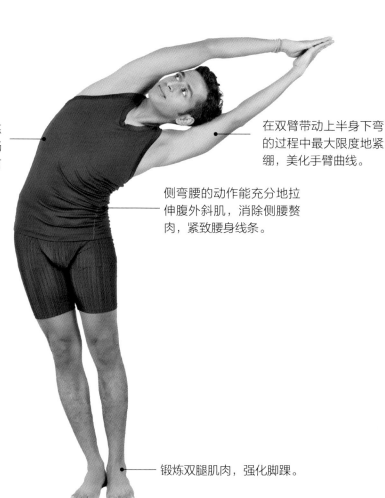

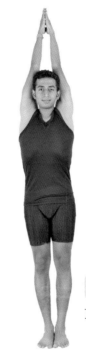

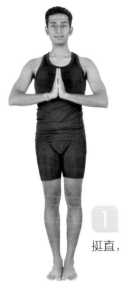

1 站姿，双腿伸直并拢，双手于胸前合十，腰背挺直，日视前方。

2 吸气，保持双手合十，双臂伸直，高举过头顶，大臂尽量拉到耳朵后侧。

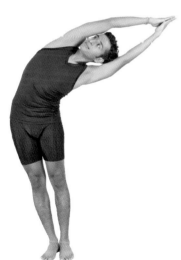

3 呼气，向左侧弯腰，保持2~3次呼吸，充分感受右侧腰肌拉伸紧绷的感觉。

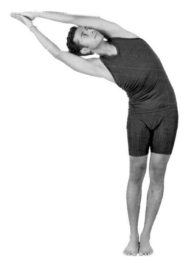

4 吸气，双臂带动上半身回正后，换另一侧重复练习。

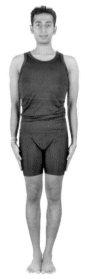

5 呼气，身体还原至基本站姿。

建议练习时间	**上午9点、下午2点**
难度指数	★★
呼吸方式	**腹式呼吸**
练习次数	**2次**

3 战士二式

战士二式的梵文名称为"Virabhadrasana II"。这种体式反映了战士强有力的冲劲，强调注意力、勇气和力量，为以后练习各种站立姿势以及后仰、倒立姿势打下基础。

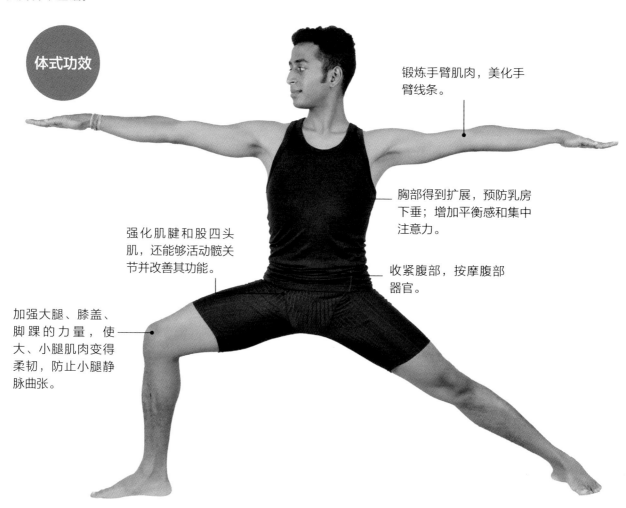

体式功效

锻炼手臂肌肉，美化手臂线条。

胸部得到扩展，预防乳房下垂；增加平衡感和集中注意力。

收紧腹部，按摩腹部器官。

强化肌腱和股四头肌，还能够活动髋关节并改善其功能。

加强大腿、膝盖、脚踝的力量，使大、小腿肌肉变得柔韧，防止小腿静脉曲张。

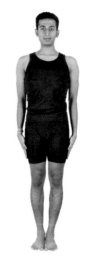
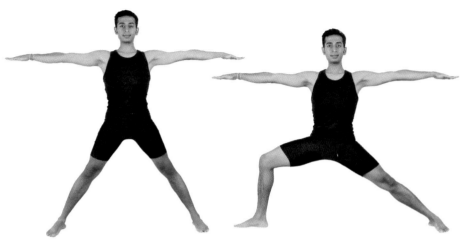

1 基本站姿，双腿伸直并拢，双臂自然垂于体侧。

2 吸气，双腿左右尽量分开，双臂向两侧打开呈一条直线。

3 呼气，右脚向右侧转90°，使右小腿与地面垂直，右大腿与右小腿垂直，左腿伸直，将双臂向左右两侧尽量延伸。

贴心 Tips

练习的过程中，弯曲膝盖时上半身始终保持正直，将双手手臂向两侧伸展，并且保持身体直立，弯曲的膝盖不要歪向前或向外。膝盖弯曲的幅度不能过大，否则会增加大腿外侧肌肉的负担。

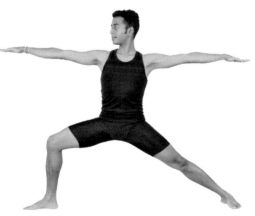
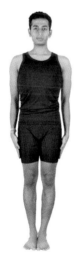

4 脸朝右，眼看右前方，保持数秒。

5 双臂自然下垂，掌心轻贴大腿两侧，身体还原至初始姿势。换另一侧重复练习。

4 三角伸展式

建议练习时间	上午9点、下午4点
难度指数	★★
呼吸方式	腹式呼吸
练习次数	2次

三角伸展式的梵文名称为"Utthita Trikonasana"。在日常生活中，我们的身体很少会出现这样的脊柱侧伸动作。这个练习使身体和双腿形成几个三角形，不仅能让身体更加灵活，还能帮助修复脊柱和身体骨骼。

体式功效

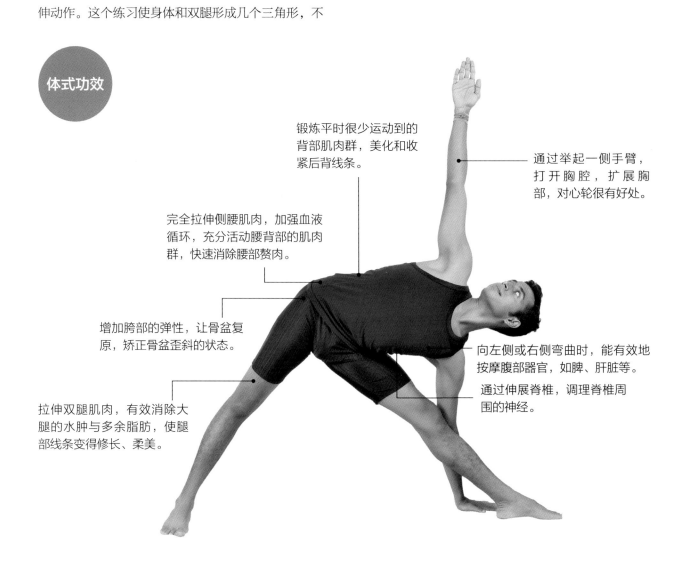

锻炼平时很少运动到的背部肌肉群，美化和收紧后背线条。

完全拉伸侧腰肌肉，加强血液循环，充分活动腰背部的肌肉群，快速消除腰部赘肉。

增加胯部的弹性，让骨盆复原，矫正骨盆歪斜的状态。

拉伸双腿肌肉，有效消除大腿的水肿与多余脂肪，使腿部线条变得修长、柔美。

通过举起一侧手臂，打开胸腔，扩展胸部，对心轮很有好处。

向左侧或右侧弯曲时，能有效地按摩腹部器官，如脾、肝脏等。

通过伸展脊椎，调理脊椎周围的神经。

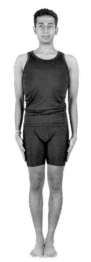

1 站立，双脚并拢，双臂自然垂于体侧，腰背挺直，目视前方。

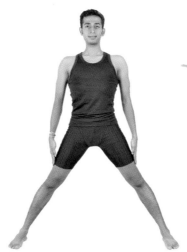

2 双腿向左右尽量分开，脚尖向前，略朝外展。

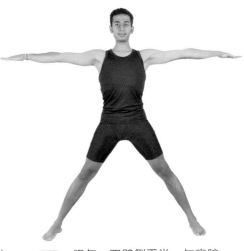

3 吸气，双臂侧平举，与肩膀呈一条直线，大腿肌肉收紧。

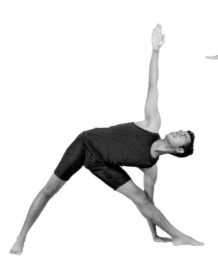

4 呼气，双臂带动身体向左侧弯腰至极限，左手手掌在左腿后触地，目视上方，头部、脖子和颈椎保持在一条直线上。

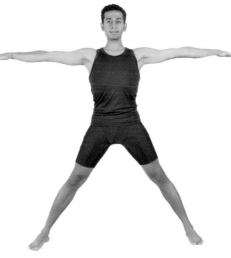

5 吸气，起身，恢复双臂侧平举姿势，换另一侧练习。

贴心 Tips

练习的过程中，保持腰背挺直。动作从髋关节开始，在整个过程中让胯部面向正前方，把大腿根部向前转，帮助保持胯部的位置。注意让脊柱充分伸展后再弯曲，以增强侧腰肌肉群的拉伸力度。身体两侧的运动幅度要相同，增加平衡感。

5 金字塔式

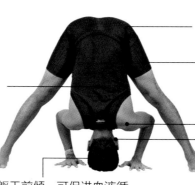

建议练习时间　**上午9点、下午3点**
难度指数　**★★**
呼吸方式　**腹式呼吸**
练习次数　**2次**

金字塔式的梵文名称为"Prasarita Padottanasana"。这个体式看起来很像一个三角形，是一种强身效能极为显著的姿势，可以促进全身的血液循环，防治肌肉僵硬及由血液运行不畅而引起的身体肿胀。

体式功效

通过下压加强腹部肌肉的力量，按摩腹部器官。

伸展腿部肌肉，加强脚踝，缓解跟腱的僵硬和疼痛，美化腿部线条。

拉伸脊椎，加强坐骨神经功能。

活动肩胛骨，预防和消除肩关节炎。

改善面部血液循环，使面色红润，皮肤细腻、光滑。

上身躯干前倾，可促进血液循环至脑部，增加脑细胞活力，提高脑部机能平衡。

贴心 Tips

练习的过程中，膝盖不要弯曲，保持背部伸展，身体慢慢下压，保持平衡。

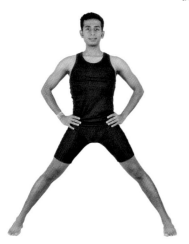

1 站立，双脚打开约肩膀的2倍宽，双手叉腰，腰要挺直。

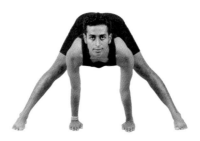

2 大脚趾与脚跟稍微出力抓地，大腿肌肉收紧，意识力集中在腰部，眼睛看前面一个点，慢慢吐气，从髋关节开始向前伸展，保持背部的伸展。两手张开，伸向地面，与肩同宽。在保持背部伸展的前提下，俯身下弯到极限。

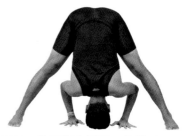

3 头顶指向地面。保持呼吸，吸气，腹部肌肉收紧将上半身带上来，还原到初始动作，重复练习。

6 树式

建议练习时间	**上午11点、下午2点、晚上7点**
难度指数	★★
呼吸方式	**腹式呼吸**
练习次数	**2次**

树式的梵文名称为"Vrksasana"。这是瑜伽体式中非常具有代表性的姿势，用一条腿维持身体平衡，身体向上伸展，像树一样挺拔。树式虽然动作简单，但有许多功效。在练习时，想象自己像生根入地似的把体重落在站立着的脚上，同时手臂仿佛树枝般向上延伸，然后从这个根基向上拉，延长脊柱。

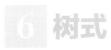

补养和增强胸部、背部和腿部的肌肉，加强双腿、双脚和脚踝的力量，防止乳房下垂。

灵活髋部，改善体态平衡。

强健肩关节，缓解肩膀肌肉酸痛。

有助于调整身体线条，能很好地矫正体态。

伸展脊椎，提高自己对身体的感知，增强集中注意力的能力。

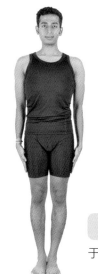

贴心 Tips

练习时，腹部、臀部要用力，集中注意力，眼睛注视着前方某一个固定的点，稳定呼吸，保持身体平衡和心态平和。

1 站立，双脚并拢，腰背挺直，双手自然垂于体侧，目视前方。

2 屈左膝，用左手把左腿抬起，左脚掌贴紧右大腿内侧，左脚跟靠近会阴。

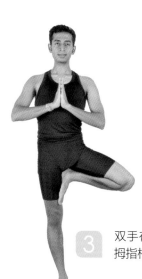

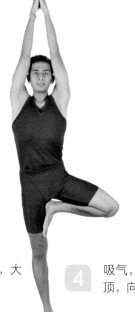

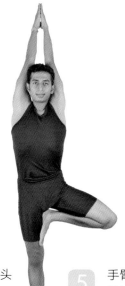

3 双手在胸前合十，大拇指相扣。

4 吸气，双臂高举过头顶，向上方延伸。

5 手臂往后夹紧双耳，保持单脚站立的姿势5~10秒钟，呼气还原，换另一侧练习。

建议练习时间	早上7点、下午2点、晚上7点
难度指数	★★
呼吸方式	腹式呼吸
练习次数	2次

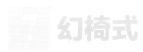 # 幻椅式

幻椅式的梵文名称为"Utkatasana"，意思是"强大的""猛烈的""不平坦的"。这种体式让身体形成"之"字形，脚后跟、胯部和手臂向相反的方向伸展，如同要坐在一把假想的椅子上。幻椅式对强健双腿、平衡稳定体态十分有益；还能强壮背部的肌肉群和腹部器官，缓解肩部僵硬，修正腿形。

体式功效

舒展肩部，打开肩关节，有效缓解肩颈疲劳。

能纠正平时不正确的背部姿态，调整脊椎骨之间的排列，使脊椎充分体现出正常的4个生理弯曲，让背部呈现一种有柔和美感的自然曲线。

拉伸臀大肌，提升臀部线条。

改善体态，使身体两侧肌肉得到更均衡的锻炼。

扩展胸部，使呼吸更深入，增加肺活量。
通过横膈膜的运动，轻缓地按摩心脏和肺部。

伸展跟腱，加强双腿肌肉的力量，修正腿形，使双腿的整体线条更为柔美和紧致。

贴心 Tips

练习时，手臂伸直，肘部不要弯曲。屈膝时双腿尽量并拢，如果并拢时无法站稳，也可将双腿微微分开，但必须尽量扩展胸部，保持脊椎挺直。尽量边呼气边让双肩向后打开，有助于提升胸部，进一步美化背部曲线。

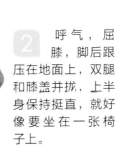

1 站姿，吸气，双臂高举过头顶，双手合十，大拇指相扣，双臂向上夹紧双耳，腰背挺直，目视前方。

2 呼气，屈膝，脚后跟压在地面上，双腿和膝盖并拢，上半身保持挺直，就好像要坐在一张椅子上。

3 身体前倾，放低躯干，抬高脊椎、胸部、头部和手臂的位置，向对角线方向伸展。收腹，吸气，保持这个姿势30秒钟，身体还原至初始姿势。

8 猫式

建议练习时间　**上午9~10点**
难度指数　★★
呼吸方式　**腹式呼吸**
练习次数　**3~4次**

猫式的梵文名称为"Marjarisana"。这种体式模仿猫伸懒腰时的姿势，是一种温和、有效的热身方式，能够很好地伸展背部和腹部肌肉，还能放松肩颈和脊椎，让身体舒适、精神愉悦。

贴心 Tips

在练习的过程中，要始终保持四肢的稳定性，尽量不动。要从尾骨开始带动整根脊柱的运动。注意颈部后仰的幅度，避免受伤。

通过含胸弓背，锻炼脊柱，使脊柱更有弹性，能安抚脊椎神经，缓解痛经带来的神经衰弱，让女性不再面容憔悴，形同枯槁。

补养和强化神经系统，改善全身血液循环，改善消化系统。

放松肩颈和脊柱，让身心处于放松、愉悦的状态，浑身上下都散发着活力，有助于睡眠、减压。

通过收紧腹部肌肉，激发腰腹部力量，加速脂肪的代谢和燃烧。

加强双手、双臂的承重力，紧致肌肉，柔化四肢线条。

体式功效

1　身体呈四脚板凳状跪立，双手和双膝着地，脚背贴地。双臂分开一肩宽，垂直于地面。双膝分开一肩宽，双大腿垂直于地面。

2　吸气，抬头、挺胸、提臀、塌腰，不要过分把头抬高，双眼尽量向上看。

3　呼气，低头，含胸弓背，抬高脊柱。收紧腹部肌肉，下巴向胸部靠拢，臀部尽量向下沉，两大腿始终垂直于地面。

4　重复做5~10次练习后，休息放松，身体还原至初始姿势。

虎平衡式

建议练习时间	**下午2点**
难度指数	★★
呼吸方式	**腹式呼吸**
练习次数	3~4次

虎平衡式的梵文名称为"Vyaghrasana"。这种体式效仿老虎，除了能让身体更强壮和结实，它还是一个极好的产后练习动作。经常练习，全身的肌肉线条会变得更加紧实流畅。虎平衡式和虎式的不同之处是抬起的腿与腰背呈一条线。

体式功效

双腿在支撑和上抬至与地面平行的过程中得到了充分的收紧和活动，肌肉群力量增强，腿部线条变得更加柔美和匀称。

整片背部肌肉群得到拉伸，充分活动脊柱的各个关节，强化了后背线条。

臀部肌肉群得到拉伸，提升臀线，紧实臀部肌肉。

按摩腹部器官，增强消化系统功能，加速毒素的排出，锻炼腰腹部肌肉群。

双臂作为支撑点，增加手臂力量，美化手臂线条。

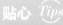

贴心 Tips

练习过程中，保持双肩的放松，不要耸肩，也不要向外翻转髋部，使髋部与地面平行。并将注意力集中在臀部，充分体会臀部肌肉收紧的感觉。

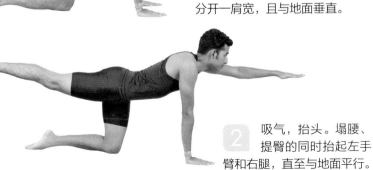

1 身体呈四脚板凳状跪立，双手和双膝着地，脚背贴地。双臂、双膝分开一肩宽，且与地面垂直。

2 吸气，抬头。塌腰、提臀的同时抬起左手臂和右腿，直至与地面平行。

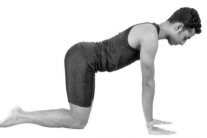

3 呼气，身体还原初始跪姿，换另一条腿练习。

建议练习时间	**早晨8点、下午5点**
难度指数	★★
呼吸方式	**腹式呼吸**
练习次数	**2次**

10 高跟鞋式

这种体式完成后的动作很像高跟鞋的形状，因此被称为高跟鞋式。它很适合长期伏案工作的女性练习，可以帮助矫正驼背和双肩下垂等不良体态，消除背痛、腰痛、脚踝痛，提高臀线。

体式功效

将血液带到面部，滋润活化肌肤，令肌肤嫩透莹润。

向后伸展的动作能够增强脊柱弹性，还能够向大脑提供新鲜血液，使大脑充满活力。

柔软肩关节，消除背痛，塑造美人背。

伸展和强壮脊柱，使血液滋养脊柱神经。

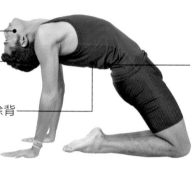

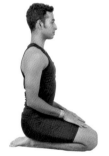

1　身体放松，背脊挺直，呈金刚坐姿。

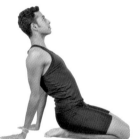

2　双手放在臀部的后方，手掌着地，吸气、扩胸、抬头、后仰。

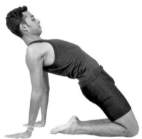

3　臀肌收紧，将臀部向上抬起。

贴心 Tips

练习的过程中，始终保持胸腔的向上及推髋向前，让腹部前侧、骨盆前侧的肌肉群得到充分的伸展和锻炼。

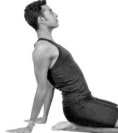

4　臀部再往上推，颈部放松向后仰。动作停留做调息，大腿与胸部再尽量向外推。

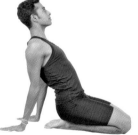

5　慢慢地将颈部向前拉回来，臀部坐回脚后跟。

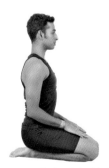

6　两手慢慢往前放在大腿上，恢复原来的金刚坐姿。

半脊柱扭转式

建议练习时间	**早上7点、下午2点、晚上7点**
难度指数	★★★
呼吸方式	**腹式呼吸**
练习次数	1次

半脊柱扭转式的梵文名称为"Ardha Matsyendrasana"，也称半鱼王式，是在扭脊式的基础上，加上一个屈膝盘腿的动作而成。同扭脊式一样，它能在最大范围内活动脊椎和背部肌肉群，能纠正脊柱的排列，疏通体内能量的流动，是提升生命能量功法的预备姿势。

体式功效

强健肾脏、肝和脾，促进肠胃蠕动，改善吸收与排泄，预防便秘。

锻炼腰腹肌肉群，消除腰部赘肉，紧实腰腹线条，预防腰背部疼痛。

伸展脊柱，激活整个神经系统；治疗轻微的脊柱椎间盘错位。

调节肾上腺的分泌，加强胰腺分泌，有利于治疗糖尿病。

贴心 Tips

练习的过程中，保持腰背的挺直，肩膀持平，让脊柱伸展。进行扭转动作时，不要过急，更不要强迫进行。注意从脊椎的底端开始扭转伸展，如果觉得扭转困难，一只手可撑在地面上。

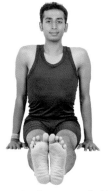

1 长坐，双腿向前并拢伸直，保持腰背挺直，双手手掌放在身体两侧，掌心触地，目视前方。

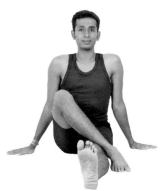

2 吸气，双臂保持不动，右脚跨过左膝平放在地上，脚跟收近左臀处。

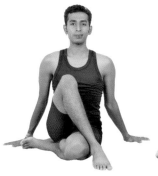

3 呼气，将左脚脚后跟收至右臀处。

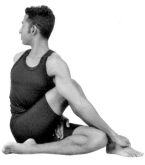

4 左手放在右脚上，吸气，挺直脊柱。呼气，右手带动身体向右后侧扭转，右肩向后打开，右手放在左大腿上，头转向右后侧，保持3次呼吸，换另一侧练习。

12 双腿背部伸展式

建议练习时间 **早上7点、上午10点**
难度指数 ★★★
呼吸方式 **腹式呼吸**
练习次数 **1次**

双腿背部伸展式的梵文名称为"Paschimot tansana"。这是一个很好的放松姿势，要求保持弯身的姿势，集中注意力，感觉身体从腰部向前、向下，而腿部在拉伸，腹部被柔和地按摩和挤压。

体式功效

增强腰腹力量，消除腹部赘肉，同时按摩腹部器官，调理肝、脾、肾。

调养心脏，滋养脊柱神经，放松坐骨神经，刺激激素的正常分泌；缓解焦虑，减少压力，改善头疼的症状。

增强骨盆功能，促进骨盆区域血液循环，使生殖器官得到滋养，清理和排出生殖系统内的毒素，改善性功能。

贴心 Tips

用手去抓大脚趾时避免耸肩，保持肩膀放松。如果用手抓大脚趾时很难保持后背挺直，可以坐在垫子上，抬高臀部。双腿保持并拢，不要分开双足、弯曲膝盖或抬起下颌，否则会妨碍气血的流动。

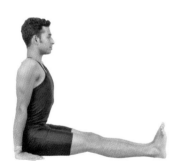

1 长坐，腰背挺直，双腿伸直并拢。

2 双臂向前伸直，头向上仰，身体向下，双手分别抓住两脚脚趾。

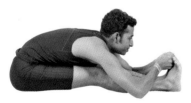

3 保持背部伸直，身体继续向下，手肘弯曲，脚尖回钩。

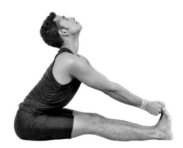
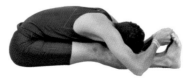

4 呼气，身体向下直到额头触到两小腿之间，腹部贴近大腿，保持5~10次呼吸。

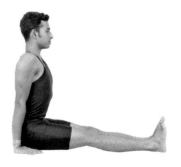

5 吸气。身体直立，同时手掌沿着腿部慢慢收回，恢复到预备姿势。

13 船式

建议练习时间	早上7点、上午10点
难度指数	★★★
呼吸方式	腹式呼吸
练习次数	2次

船式的梵文名称为"Navasan"，因完成后的动作如同一条船而得名。练习这种体式时，身体要稳定地挺直、提腿和维持"V"字形姿势，要求有足够的腰部和腹部力量，是对身体平衡力的挑战。它是一个强化神经系统的姿势，也是培养腹部核心力量最好的姿势之一。

体式功效

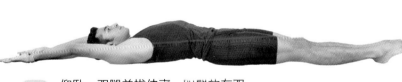

刺激双侧肺部，增强肺活量。

强化手臂力量，消除双臂赘肉，美化双臂线条。

有效地加强腰腹部的肌肉力量，按摩腹部器官，紧实腰腹肌肉。

活动后腰和骨盆关节，给骨盆输送健康的血液。

锻炼双膝、大腿和背部的肌肉群，收紧臀部。

1 仰卧，双腿并拢伸直，双臂放在双耳两侧，掌心向上。

贴心 Tips

开始练习此式时，可弯曲双膝，让小腿平行于地面进行练习，熟悉动作后再进行伸直双腿的练习，循序渐进，不要心急。在伸直双腿抬起时，背部要尽量挺直，使脊椎向上提，避免尾骨往下压所导致的疼痛。

2 吸气，双臂向前伸展，掌心相对，用腹肌的力量带动头部、上身、双臂同时抬起。双腿伸直，并拢上提，与地面成45°。保持数秒。

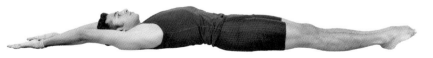

3 呼气，身体还原全初始姿势。

建议练习时间	早上7点、上午10点
难度指数	★★★
呼吸方式	腹式呼吸
练习次数	2次

14 桥式

桥式的梵文名称为"Setu Bandhasana"。这是一种比较温和的、向后弯曲的体式，因动作完成后形似拱桥而得名。

体式功效

加快腹部的血液循环，促进肠胃蠕动，消除腹部胀气，促进消化；刺激甲状腺，加速新陈代谢。

在后弯的过程中，使胸部上拱从而得到扩展，增加肺活量，调整肺部呼吸。

缓解腰痛，消除腰部赘肉，灵活后腰，给骨盆输送新鲜血液。

收紧臀部，美化腰臀曲线。

使背部和肾脏更强健，减轻背痛。

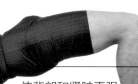

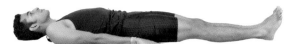

1 仰卧，两腿并拢，两手自然放于身体两侧，掌心向下，深呼吸。

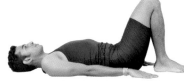

2 屈膝，脚底着地，双脚脚后跟尽量靠近臀部，双手放在身体两侧，掌心向下，靠近双脚。

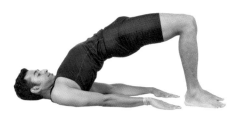

3 深深地吸气，抬起上半身、臀部及大腿，胸口朝下巴方向抬起。双掌下压，用双肩和双脚撑地，收紧臀部肌肉，保持数秒。

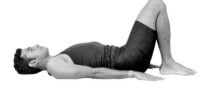

4 呼气，腰部和臀部缓缓下降、贴地。

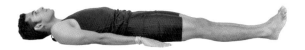

5 接着缓缓伸直双腿，身体还原至初始姿势。

贴心 *Tips*

练习的过程中，始终保持头部、脖子和脊椎在同一条直线上，双膝打开与肩同宽。一开始很难靠腹部的力量提起躯干，可以用双手扶住后腰抬起。做完后把后腰贴在地面上休息片刻。

15 仰卧扭转式

建议练习时间　**早上7点、下午2点**
难度指数　★ ★ ★
呼吸方式　**腹式呼吸**
练习次数　**2次**

仰卧扭转式的梵文名称为"Shavasana Matsyendrasana"。由于脊柱可以在一定的范围内向不同的方向扭曲，因此仰卧扭转式能矫正脊椎、髋部、肩部的不平和扭曲，并能提高身体的柔韧度。

体式功效

按摩腹部器官，增强其功能，促进消化；锻炼腰腹部的肌肉，消除腰部、腹部的脂肪。

拉伸腿部肌肉，纠正问题腿型，使腿部整体线条变得柔美、紧致。

收紧臀部，美化臀型。

很好地运动到脊椎，可以矫正脊椎扭曲。

缓解背部紧张与不适，锻炼背部的肌肉群，美化后背曲线。

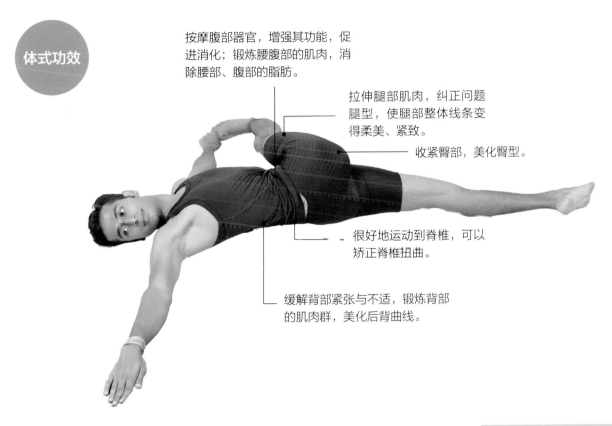

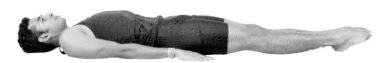

1 仰卧，双腿伸直并拢，双臂置于身体两侧且自然贴地。

贴心 Tips

练习的过程中，双腿绷直，膝盖不要弯曲，双肩不要离开地面，背部不要弓起。

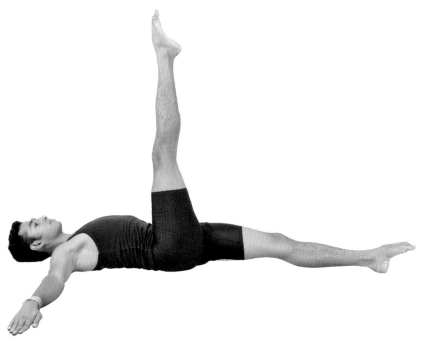

2 吸气，双臂向两侧打开，与双肩呈一条直线，掌心触地。抬高右腿与地面垂直。

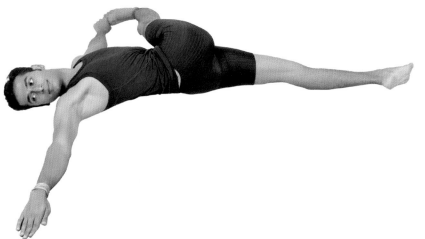

3 呼气，右腿向左侧压，左手抓住右脚脚趾。头转向右侧，双肩不要离开地面。保持数秒。

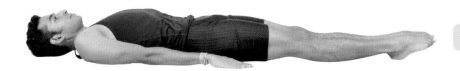

4 吸气，身体还原至初始姿势。换另一条腿继续练习。

瑜伽放松休息术——
16 摊尸式

建议练习时间	早上7点、下午2点、睡前
难度指数	★
呼吸方式	腹式呼吸
练习次数	1次

　　摊尸式的梵文名称为"Savasana"，它是最常见的放松姿势，它还有另外一个常用的名字——死亡式，也有的译为僵尸式或挺尸式。之所以有这些名称，就是告诉练习者要像死尸一样保持身体的静止，不再有任何运动。然后在一段时间后让精神也可以有不完全的静止。所谓不完全静止，是指有意识，但可以放松，以使身体和精神得到深层次的过滤。

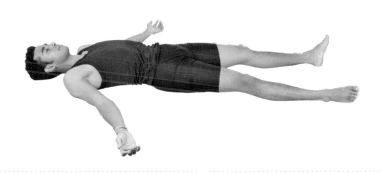

平躺在地面上，头摆正，后脑勺触地。闭上双眼，双脚分开与肩同宽，脚尖略朝外展。双臂自然在身体两侧摊开，手掌向上。全身完全放松，缓慢而深长地呼吸。

瑜伽放松休息术——
17 排气式

建议练习时间	早上7点、上午10点、晚上7点
难度指数	★
呼吸方式	腹式呼吸
练习次数	1次

　　排气式的梵文名称为"Apanasana"。它能够有效地锻炼髋关节和尾椎骨，放松脊骨和大腿肌肉，消除下背部的压力，运动大腿的肌肉，促进肠胃蠕动，特别有助于排出消化系统中的废气和废物，改善便秘。

静态姿势

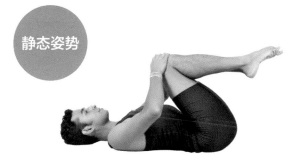

仰卧，身体平直，下颌微收，颈后部伸直。下脊椎至尾骨的部位与地面接触。弯曲双腿，两手抱膝，肘向外张。

动态姿势

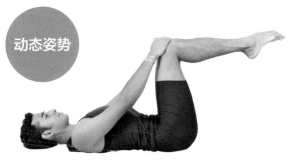

双手抱膝于胸前。吸气，双膝抬起，双手置于双膝上，双膝运动到手臂可以完全伸直的位置。呼气，收膝到腹部上方，重复做3~8次，体会这个动作对背部的按摩感。

18 瑜伽放松休息术——鱼戏式

建议练习时间	早上7点、上午10点
难度指数	★
呼吸方式	腹式呼吸
练习次数	1次

　　鱼戏式的梵文名称为"Matsya Kridasana"。这是一种非常好的放松姿势，经常练习，可以有效地治疗失眠，缓解过度紧张。这个姿势能使腹部得到温和的按摩，使肠脏获得伸展，促进消化，有助于消除消化不良和便秘，还能放松双腿的神经，消除坐骨神经痛。对孕妇而言，这是一种很好的放松姿势。

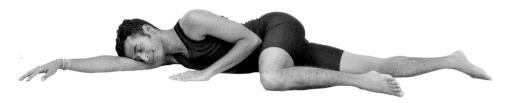

身体向右侧侧卧，右臂伸直，将头枕在右大臂上，左手自然放于体侧或体前。弯曲左腿，使左大腿与右腿垂直，左脚放于身体前的地面上。全身放松，自然而均匀地呼吸。

19 瑜伽放松休息术——动物放松式

建议练习时间	上午10点
难度指数	★
呼吸方式	呼吸方式
练习次数	2次

　　动物放松式的梵文名称为"Satihalyasana"。这是一种模仿动物休息的放松体式，它能顺畅温柔地伸展和舒展后腰，放松腹部、肩部、髋部肌肉群等，滋养脊柱内神经系统，有助于血液回流脑部，缓解脑部疲劳。常用做冥想前的预备功，有助于意念更好地集中。

双腿伸直并拢坐于地面上，屈右膝，右脚掌紧贴左大腿内侧，将左腿向后弯曲，膝盖指向身体正左方，上体转向右膝盖指的方向。双臂向上举过头顶，向前、向下弯曲，身体紧贴右腿，额头点地。全身放松，自然呼吸。

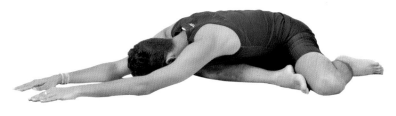

瑜伽放松休息术——
20 大拜式

建议练习时间	下午2点或睡前
难度指数	★
呼吸方式	腹式呼吸
练习次数	1次

大拜式的梵文名称为"Shashankasana"。它能够放松、滋养神经系统，舒展腰部和背部的肌肉群，放松肩、髋和膝关节。

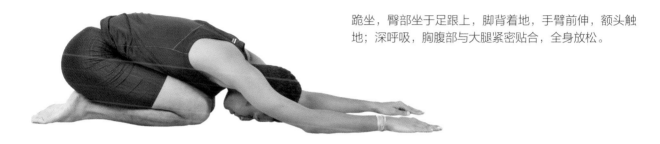

跪坐，臀部坐于足跟上，脚背着地，手臂前伸，额头触地；深呼吸，胸腹部与大腿紧密贴合，全身放松。

瑜伽放松休息术——
21 婴儿式

建议练习时间	下午2点或睡前
难度指数	★
呼吸方式	腹式呼吸
练习次数	2次

婴儿式的梵文名称为"Adho Mukha Vriasana"，它是一种模仿胎儿在母体中休息的放松姿势。练习时，膝盖蜷缩在腹部下面，背部和上半身的重量用腿支撑，让人感觉十分舒适。在俯身前倾的过程中，对背部肌肉和脊椎能起到很好的放松作用，能帮助迅速减轻压力，舒缓精神紧张、消除疲劳。此姿势适合于后屈体位后练习，也可作为姿势与姿势之间衔接的休息姿势。

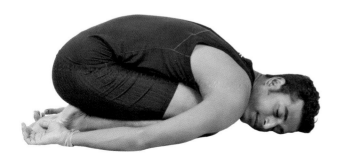

跪坐，臀部坐在双脚脚后跟上，然后上半身向前俯身，直至额头触及膝盖前的地面。当额头触地时，把头偏向一侧，侧脸颊贴地休息。双臂自然放于身体两侧，掌心向上。

二 感知瑜伽魅力的中级教程

练习一段时间后，已经可以把瑜伽初级教程中的各种体位做标准了，那就开始中级教程吧！中级教程以科学和安全为前提，让你以更加严谨、认真的方式体验瑜伽。当全面了解自己的身体状况后，运用腹式呼吸，循序渐进地练习本节所编排的10种体式。

建议练习时间	**早上7点、下午2点、晚上7点**
难度指数	★★★
呼吸方式	**腹式呼吸**
练习次数	**1次**

1 下犬式

下犬式的梵文名称为"Adho Mukha Svanasana"。它模仿了狗伸展的动作，属于倒立式，看起来像一个等边三角形，可以激活整个身体，让身体每个部分的运动功能更加平衡与稳定，使人精力充沛。

体式功效

伸展骨盆，预防骨盆歪斜。

拉伸小腿肌肉，使小腿线条变得纤细。

加强脚踝，缓解脚后跟的僵硬和疼痛，帮助软化脚后跟处的根骨刺。

锻炼腰背的肌肉群，美化背部线条。

按摩腹部器官，促进消化。

横膈膜被提升到胸腔，能够减慢心率，预防心脏病。

缓解肩胛骨的僵硬，改善肩关节炎。

增加对上半身躯干及头部的血液供应量，恢复脑细胞和脑部的活力，消除疲劳。

促进面部血液循环、紧致肌肤，消除细纹和脸部水肿。

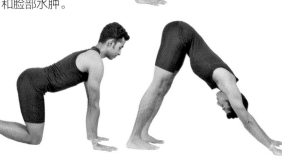

1 双腿并拢跪立，身体前倾使双手撑地，手指伸直指向前方，大腿与小腿垂直，脚趾弯曲点地。

贴心 Tips

练习的过程中，初学者可以始终保持膝盖轻微弯曲，肩膀放松，背部不要弓起，脚后跟压在地面上。如果觉得手不舒服，可加大两手之间的距离。

2 呼气，身体从地面抬起。手臂伸直向后推，抬起臀部。头部朝着脚的方向移动，注意头不要碰地。肘部伸直，伸展背部。腿部绷直，膝盖不要弯曲，脚后跟下压，双脚微微分开，脚趾朝向前方。保持这种体式，深长地呼吸。躯干前伸，放低身体轻柔地回到地面上，放松。

新月式

建议练习时间	**早晨7点、下午2点、晚上7点**
难度指数	★ ★ ★
呼吸方式	**腹式呼吸**
练习次数	**2次**

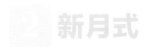

新月式的梵文名称为"Chandrasana"。这是瑜伽体式中具有代表性的一种体式，腰部脊椎弯曲，一条腿向身体后方伸展，同时胯部尽量持平，让身体像月牙儿一样优雅地弯曲。

体式功效

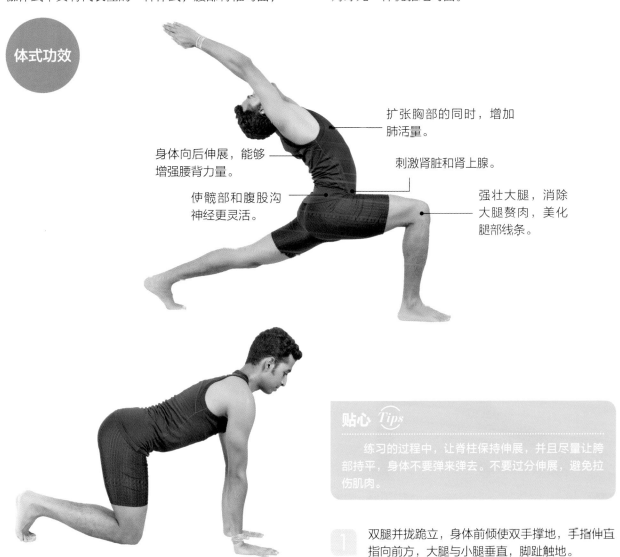

扩张胸部的同时，增加肺活量。

身体向后伸展，能够增强腰背力量。

刺激肾脏和肾上腺。

使髋部和腹股沟神经更灵活。

强壮大腿，消除大腿赘肉，美化腿部线条。

贴心 *Tips*

练习的过程中，让脊柱保持伸展，并且尽量让胯部持平，身体不要弹来弹去。不要过分伸展，避免拉伤肌肉。

1　双腿并拢跪立，身体前倾使双手撑地，手指伸直指向前方，大腿与小腿垂直，脚趾触地。

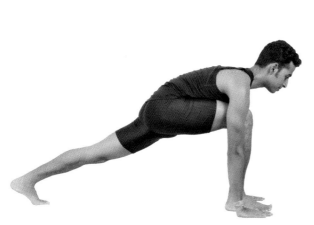

2　将右腿向前迈出一步，左腿向后伸直，脚掌点地。重心放在两腿之间，垂直下移，右小腿胫骨垂直于地面，右膝不要超过右脚的大脚趾，注意骨盆的中立，也就是髂前上脊和耻骨结节在一个平面上。

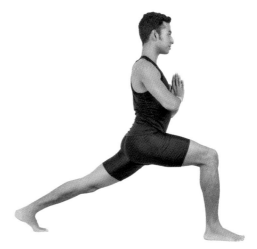

3　双手在胸前合十，大拇指指向胸口。吸气，向上伸展手臂，指尖指向天空，上身尽量挺直并与地面保持垂直，体会指尖引领脊柱的伸展感，并让身体充满能量和新鲜的气息。

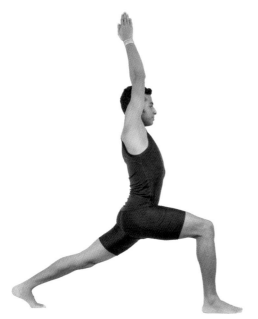

4　呼气，手臂夹紧两耳慢慢向后、向上伸展，尾骨内收，提升骶骨，体会肋骨、脊柱向上、向后伸展。让身体侧面形成新月形，脖子向后伸展，目视前方，用心感受轻柔、自然的呼吸。

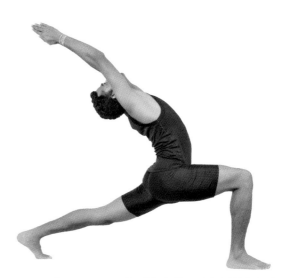

5　吸气，还原。呼气时上脊椎和头部继续慢慢向后伸展，眼睛看向双手的方向，可以体会到每次均有不同的感觉。然后还原，进行另外一侧的练习。

3 战士一式

建议练习时间	上午8点、晚上7点
难度指数	★★
呼吸方式	腹式呼吸
练习次数	2次

战士式得名于印度传说中一位伟大的英雄人物，共有三种体式。战士一式的梵文名称为"Virabhadrasana I"。它能够培养人的勇气，让你充满战士一般的阳刚之气。

体式功效

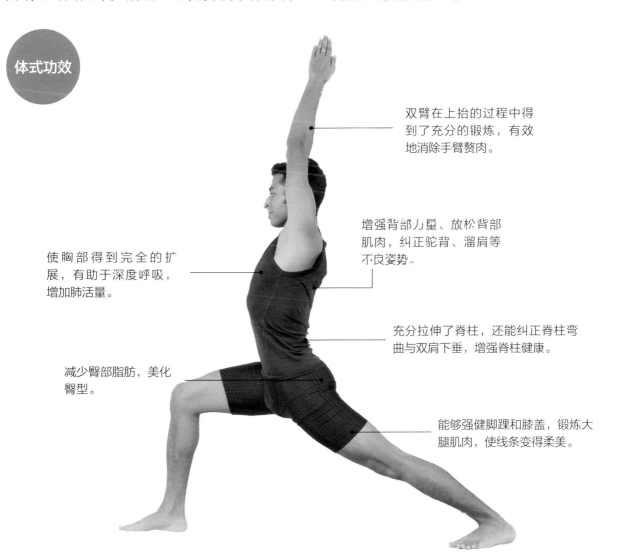

双臂在上抬的过程中得到了充分的锻炼，有效地消除手臂赘肉。

增强背部力量、放松背部肌肉，纠正驼背、溜肩等不良姿势。

使胸部得到完全的扩展，有助于深度呼吸，增加肺活量。

充分拉伸了脊柱，还能纠正脊柱弯曲与双肩下垂，增强脊柱健康。

减少臀部脂肪，美化臀型。

能够强健脚踝和膝盖，锻炼大腿肌肉，使线条变得柔美。

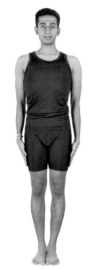

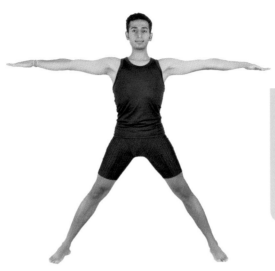

1 基本站姿，双腿伸直并拢，双臂自然垂于体侧。

2 双腿向左右尽量分开，双臂向两侧打开呈一条直线。

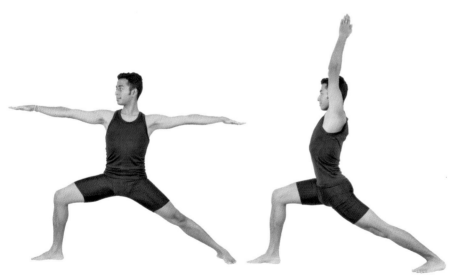

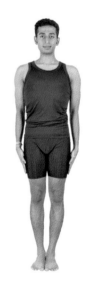

3 右脚向右侧转90°，使右小腿与地面垂直，右大腿与右小腿垂直，双臂向左右侧延伸。自然呼吸，保持数秒。

4 呼气，上半身右转，双臂向上举过头顶，双手合十，目视前方，保持数秒。

5 呼气，身体回正，两臂下垂，双脚并拢，还原至初始站姿，然后换另一侧练习。

三角扭转式

建议练习时间	早上7点、晚上7点
难度指数	★ ★ ★
呼吸方式	腹式呼吸
练习次数	2次

三角扭转式的梵文名称为"Parivrtta Trikonasana"。它以伸展手臂和扭转腰腹为主，身体弯下时像三角形，是三角伸展式的延伸版本，增加了扭曲脊椎的动作。这是为数不多的、脊骨向双侧而不是向前或后方弯曲的瑜伽姿势，能让身体得到充分的侧弯，躯干和双腿充分伸展，增强柔软度和灵活度。

体式功效

完全拉伸侧腰和背部的肌肉，促进血液循环，充分地活动了腰背的肌肉群，快速消除腰部赘肉和美化后背线条。

通过扭转促进新鲜血液流向脊柱，灵活脊柱；能刺激肠胃蠕动，有助于消化。

拉伸大腿内侧，调理和加强腿部肌肉，特别是大腿、小腿、腿窝和胯部肌肉，美化腿部整体线条。

缓解坐骨神经痛以及关节的疼痛。

能够打通心经和大肠经的经络，缓和地按摩心脏，提升身体能量。

贴心 Tips

练习时，注意手臂、臀部和大腿动作的和谐，保持身体的平衡。当侧边弯腰时，不要同时弯曲腰部以上的躯干，不要向前或向后倾斜。头部、颈部与脊柱要呈一条直线，颈部要有控制地伸展。

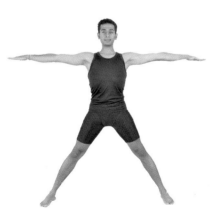

1 基本站姿，吸气，双脚分开两个肩膀的宽度，双臂侧平举与地面平行，掌心向下。

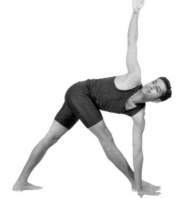

2 右腿向右侧转90°，左腿向右侧转30°，呼气，自腰部向右，侧弯曲上身，保持腿后侧、背部、臀部以及肩部在一个平面内。左手臂放于右脚掌外侧，左手掌触地。右手臂绷直向上伸展，眼睛目视右手指尖。

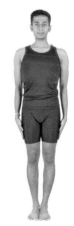

3 正常呼气，身体回正，换另一侧重复同样的练习。

5 半月式

建议练习时间	**早上7点、下午2点、晚上7点**
难度指数	★★★★
呼吸方式	**腹式呼吸**
练习次数	**1次**

半月式的梵文名称为"Ardha Chandrasana"。在这种体式中，单手单腿撑地，另外一条腿和一只手臂都尽量向上伸展。完成后的姿势象征着半月的形状。半月式是三角伸展式的延伸版本，如果能轻松地完成三角伸展式或侧三角伸展式，完成这个体式也没有问题。

贴心 Tips

练习半月式的过程中，注意保持平衡，腿向上抬起时动作要缓慢，以防止身体前倾跌倒。如果难以伸手触到地面，可以借助瑜伽砖，这有助于保持身体的平衡。开始练习此式时，可以靠墙维持平衡，直到轻松掌握这种姿势各个部位的位置。

体式功效

腰腹部在身体保持平衡的过程中，得到了充分的拉伸和扭转，很好地按摩了肠、胃、肝、胆等器官。

充分活动髋关节，防止骨盆歪斜。

手臂作为支撑点，得到了充分的拉伸和运动，能有效燃烧多余的脂肪。

拉伸腿部肌肉，美化腿部线条。

灵活膝关节，增强脚踝力量。

激活消化系统功能，强壮胃神经，帮助人体消化和排泄，增进食欲，并有助于消除肠胃问题。

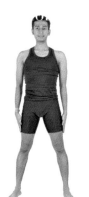

1 站立，脚打开约1.5倍肩宽。

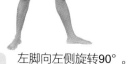

2 左脚向左侧旋转90°。

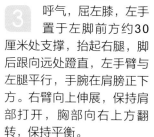

3 呼气，屈左膝，左手置于左脚前方约30厘米处支撑，抬起右腿，脚后跟向远处蹬直，左手臂与左腿平行，手腕在肩膀正下方。右臂向上伸展，保持肩部打开，胸部向右上方翻转，保持平衡。

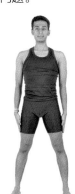

4 呼气还原，换另一侧继续练习。

⑥ 站立背部伸展式

建议练习时间　**早上7点、下午2点、晚上7点**
难度指数　★★★★
呼吸方式　**腹式呼吸**
练习次数　**2次**

站立背部伸展式又叫"直挂云帆式"，梵文名称为"Uttanasana"。练习时身体前屈、下压，脸靠近小腿，让脊椎和大腿后部都得到剧烈的伸展。

贴心 Tips

练习的过程中，双腿要始终垂直于地面，重心放在前脚掌上，以帮助腰腹肌肉更好地向下伸展。如果伸直双腿前倾身体有困难，可以稍微弯曲双腿。

体式功效

让整个脊椎得到伸展，尤其是有益于脊椎的荐骨部分。

活动髋部，调整骨盆位置，预防歪斜。

全身紧绷时可以美化腿部肌肉线条，消除大腿后侧、内侧的赘肉。

增加头部和大脑的血液供应，通过向脸部肌肉提供新鲜血液，使人更年轻。

充分伸展背部，放松背部肌肉，紧致后腰整体线条。

腰腹紧贴大腿，能充分地延伸脊柱，滋养脊椎神经；挤压和收缩腰腹，使腹部器官得到增强，消除胃部疾患和腹部的鼓胀感，使周边肌肉群得到按摩，快速燃烧腹部脂肪。

使心率减慢，让人感觉镇定平和，消除抑郁。

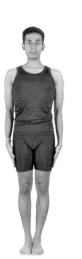

1 站立，吸气，双腿伸直并拢，双臂自然垂放于体侧。

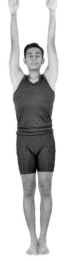

2 双手高举过头顶，掌心向前。

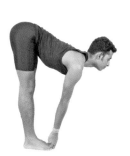

3 吸气，向前弯腰，手臂带动身体向前倾，同时保持脊椎的伸展和双腿的笔直，指尖点地。

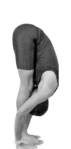

4 呼气，双手掌心缓缓触地，与双脚脚踝保持平行。脸部靠近小腿，保持数秒。

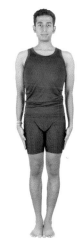

5 呼气，身体恢复到基本站姿。

7 加强脊柱扭转式

建议练习时间	**早上7点、下午2点、晚上7点**
难度指数	★★★★
呼吸方式	**腹式呼吸**
练习次数	**1次**

　　加强脊柱扭转式的梵文名称为"Poorna Matsyendrasana"。它是半脊柱扭转式的进阶动作，是工作中放松背部和颈部的一个很好的练习。

体式功效

增加颈部肌肉的力量，有助于放松颈部。

按摩和强健腹部器官，调节肾上腺的分泌和加强胰腺分泌。

充分地伸展脊柱，激活整个神经系统。

锻炼腰腹部肌肉，消除腰部赘肉，塑造优美的腰腹曲线。

促进肠蠕动，改善吸收，有助于排泄、消除便秘。

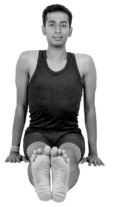

1　长坐，腰背挺直，双手手掌放在身体两侧，掌心触地，目视前方。

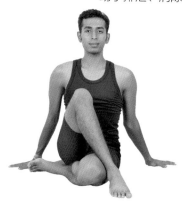

2　吸气，双臂保持不动，右脚跨过左膝平放在地面上；呼气，将左脚脚后跟收至右臀处。

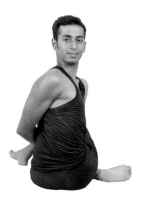

3　吸气，身体和头部一起向右扭转，同时右手绕过背后，左手在右大腿下穿过与右手互握，至极限处保持数秒，呼气还原。换另一侧继续练习。

鹤禅式

建议练习时间 **早上7点、晚上7点**
难度指数 ★★★★
呼吸方式 **腹式呼吸**
练习次数 **1次**

鹤禅式的梵文名称为"Bakasana"。"Baka"的意思是起重机或涉水的鸟。在这种体式中，身体像一只鹤正在涉过池塘，因此叫鹤禅式，或起重机式、乌鸦式。该体式的关键是将小腿牢牢地紧贴在架起来的上臂上。

体式功效

收缩腹部肌肉，按摩和挤压腹部器官，加强其功能。

促进头部血液循环，补养大脑，使人更清醒；缓解头痛、失眠和记忆力衰退等症状。

锻炼身体平衡能力，提升集中注意力的能力。

充分锻炼手臂肌肉，加强其力量，强健肘关节、腕关节。

贴心 Tips

练习的过程中，收缩腹部肌肉，让脊椎拱起来，同时夹起双腿，感觉有轻盈之感。练习前可以在身体前方放一个厚软垫，防止身体失去平衡向前倒时摔伤。

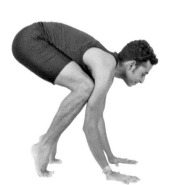
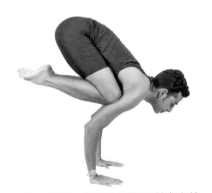
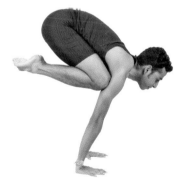

1 蹲姿，双手分开与肩同宽，屈肘，掌心触地，指尖朝前，将双膝抵在上臂上，踮起脚尖，身体前倾，抬头。

2 吸气，脚趾离开地面并向上抬起，身体进一步前倾，臀部上抬，整个身体靠双手保持平衡。

3 手臂伸直，保持数秒，呼气，身体还原。

9 拉弓式

建议练习时间　**每次瑜伽练习前**
难度指数　★ ★ ★ ★
呼吸方式　**腹式呼吸**
练习次数　**2次**

　　拉弓式的梵文名称为"Akarna Dhanurasana"。在这种体式中，向上拉伸一只脚，直到脚后跟碰到耳朵为止，仿佛弓的弓弦被拉满，一支箭正准备射出。

　　与此同时，另一只手抓住另一只脚的大脚趾，腿伸直放在地面上，仿佛是弓上的箭。这种体式就像弓箭手拉开弓弦一样动感十足。

体式功效

充分拉伸背部肌肉，使背部拥有更加优美流畅的线条。促使连接背部骨骼与骨盆的"腰骶关节"活动，摆正骨盆状态，有效矫正髋关节的轻微畸形现象。

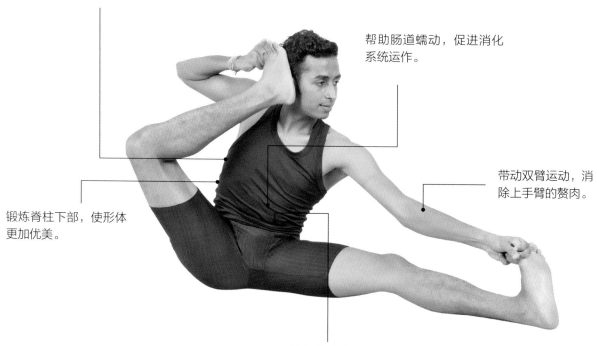

帮助肠道蠕动，促进消化系统运作。

带动双臂运动，消除上手臂的赘肉。

锻炼脊柱下部，使形体更加优美。

有效地锻炼腹部和腿部肌肉，使这些部位变得更加有力。

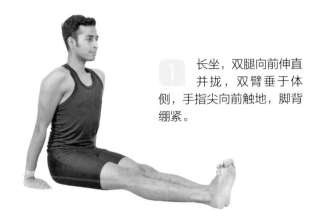

1 长坐，双腿向前伸直并拢，双臂垂于体侧，手指尖向前触地，脚背绷紧。

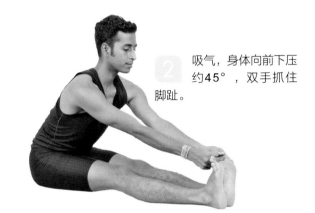

2 吸气，身体向前下压约45°，双手抓住脚趾。

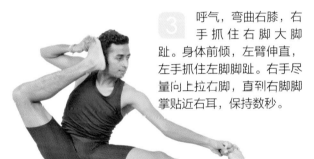

3 呼气，弯曲右膝，右手抓住右脚大脚趾。身体前倾，左臂伸直，左手抓住左脚脚趾。右手尽量向上拉右脚，直到右脚脚掌贴近右耳，保持数秒。

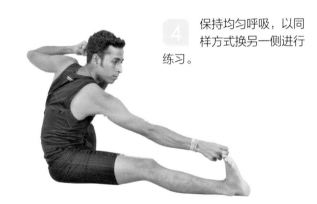

4 保持均匀呼吸，以同样方式换另一侧进行练习。

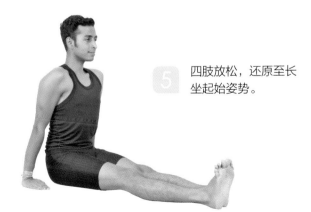

5 四肢放松，还原至长坐起始姿势。

贴心 Tips

做拉弓式前要做好腿部的热身动作，以便增加双腿的柔韧性，让双腿充分地舒展开。练习的过程中要始终保持背部的挺直以及双肩的放松，当逐渐适应动作后，可加大双腿打开的幅度，以增加髋关节的柔韧性。

10 鸽子式

建议练习时间　**上午9点、下午3点**
难度指数　★★★★
呼吸方式　**腹式呼吸**
练习次数　**2次**

鸽子式也称侧鸽式，梵文名称为"Kapotanasana"，因动作完成后形似一只鸽子而得名。

体式功效

贴心 *Tips*

练习的过程中，保持肚脐的位置朝向一侧弯曲腿的膝盖，可以用毛巾垫在弯曲腿下方的臀部下，以帮助摆正骨盆。

手臂得到充分拉伸和弯曲，美化肩胛骨和手臂的整体线条。

充分扩胸，加快胸部的血液循环，平衡胸腺分泌。

拉伸和按摩腹部及盆腔器官，促进激素分泌，防止脏器下垂及变形。

双腿得到充分的锻炼，加强腓肠肌和胫前肌的力量。

通过扭曲上身躯干，能加快腰腹部血液循环，加强腹部的支撑力量。

使脊椎周围的肌肉全部受到挤压，对脊柱神经和整个神经系统都有极好的补养效果。

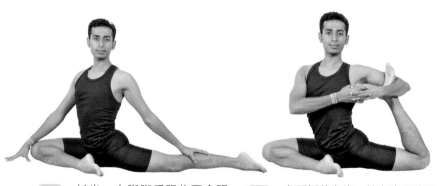

1 长坐。右脚脚后跟收至会阴处，左腿自然向外侧打开，腰背挺直，目视前方。

2 左手抓住左脚，使左脚跟靠近腰间。吸气，用左肘弯套住左脚。伸出右手，使左右手于胸侧十指相扣。

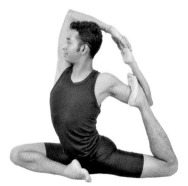

3 呼气，右手绕至脑后，与左手相扣，胸腔前推，眼睛看向右上方。身体还原至初始姿势，再换另一侧继续练习。

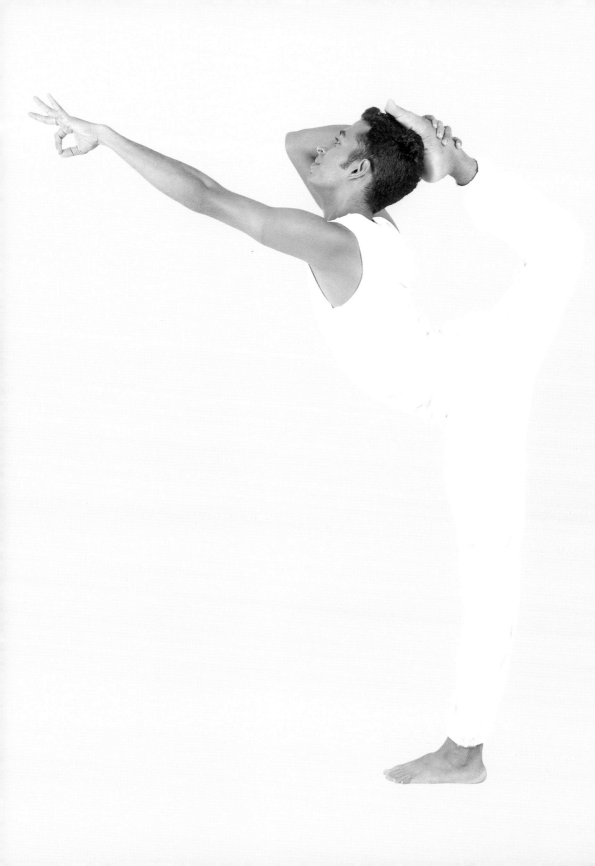

三 | 尝试挑战自我的高级教程

高级教程对身体的柔韧性、平衡度、力量感要求非常高。如果你的身体条件确实非常好，练习瑜伽有两年以上的经验，不妨挑战一下自己，进行高难体位的突破。

建议练习时间	**早上7点、下午5点**
难度指数	★★★★★
呼吸方式	**腹式呼吸**
练习次数	**1次**

1 扭转侧角伸展式

扭转侧角伸展式的梵文名称为"Parivrtta Parsvakonasana"。这种体式对身体的柔韧性和力量要求很高，很好地伸展了腰部。

体式功效

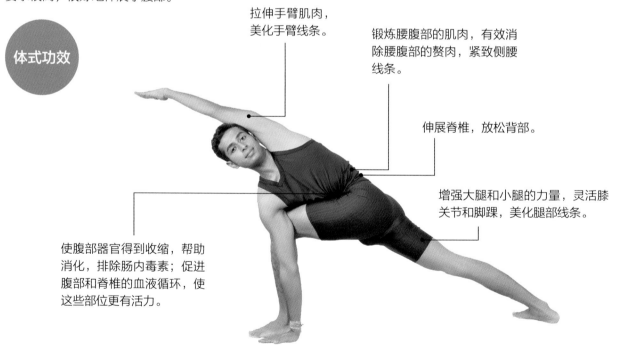

拉伸手臂肌肉，美化手臂线条。

锻炼腰腹部的肌肉，有效消除腰腹部的赘肉，紧致侧腰线条。

伸展脊椎，放松背部。

增强大腿和小腿的力量，灵活膝关节和脚踝，美化腿部线条。

使腹部器官得到收缩，帮助消化，排除肠内毒素；促进腹部和脊椎的血液循环，使这些部位更有活力。

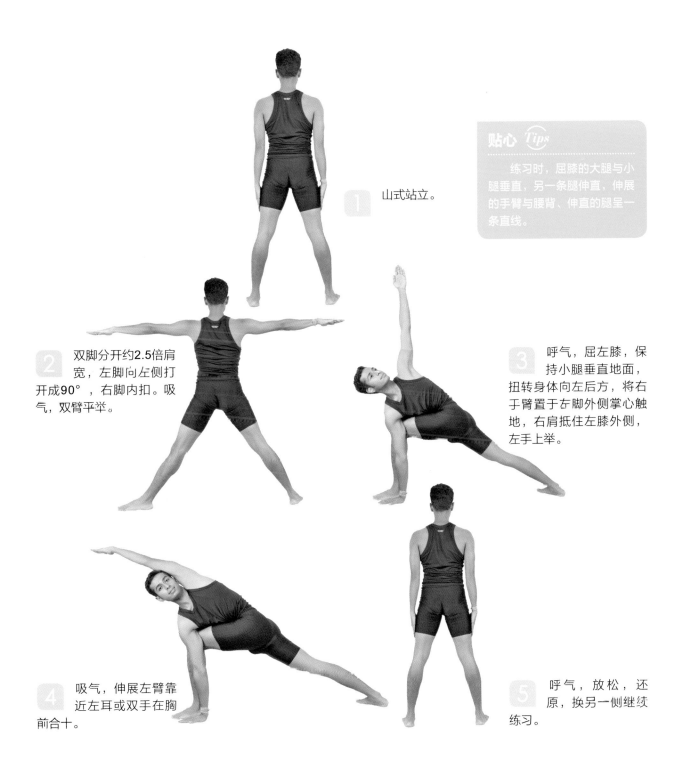

1 山式站立。

2 双脚分开约2.5倍肩宽，左脚向左侧打开成90°，右脚内扣。吸气，双臂平举。

3 呼气，屈左膝，保持小腿垂直地面，扭转身体向左后方，将右手臂置于左脚外侧掌心触地，右肩抵住左膝外侧，左手上举。

4 吸气，伸展左臂靠近左耳或双手在胸前合十。

5 呼气，放松，还原，换另一侧继续练习。

2 半月扭转式

建议练习时间　**下午2点、晚上7点**
难度指数　★★★★★
呼吸方式　**腹式呼吸**
练习次数　**1次**

半月扭转式的梵文名称为"Parivrtta Ardha Candrasana"。它是半月式的进阶动作，半月式是用同一侧手臂和腿支撑身体，而半月扭转式支撑身体的手臂与腿是不同侧的，因而难度更大，对腰腹部的力量和平衡能力要求更高。

体式功效

充分拉伸手臂肌肉，增加手腕力量，消除手臂赘肉，美化手臂线条。

充分活动髋关节，增加髋关节的灵活性，有利于矫正歪斜的骨盆。

强健大腿肌肉，拉伸腿部肌肉，使腿部整体线条变得紧致。

腰腹部在身体保持平衡的过程中，得到了充分的拉伸和扭转，很好地按摩了内脏器官。

激活消化系统功能，强壮胃神经，帮助人体消化和排泄，增进食欲，并有助于消除肠胃问题。

灵活膝关节，增强脚踝力量。

贴心 Tips

练习的过程中，保持深沉的呼吸，支撑的腿不要弯曲。如果感觉身体保持平衡有点困难，可以借助瑜伽砖，帮助身体和抬起绷直的腿呈一条直线。

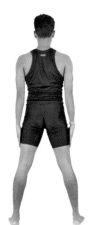

1 山式站立。

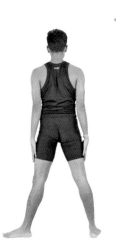

2 左脚尖朝向左侧。

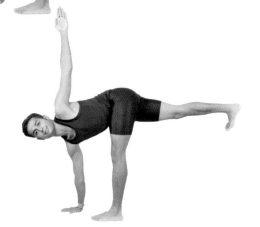

3 呼气，身体前屈，将右手置于双脚前方约30厘米处支撑，抬起右腿向上，大腿肌肉收紧，脚尖绷直，保持骨盆摆正，腹部与地面平行。吸气，舒展左臂；呼气，身体向左上方翻转，使双臂呈一条直线垂直地面。

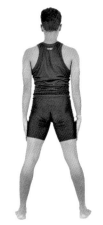

4 呼气，放松，还原，换另一侧继续练习。

3 加强侧伸展式

建议练习时间	**下午2点**
难度指数	★★★★
呼吸方式	**腹式呼吸**
练习次数	**1次**

加强侧伸展式的梵文名称为"Parsva Uttanasana"。这种体式大多围绕腰、腹进行，配合均匀的呼吸下压腰部、伸展脊椎。因为双腿分得很开，能使身体形成更稳固的基础。

体式功效

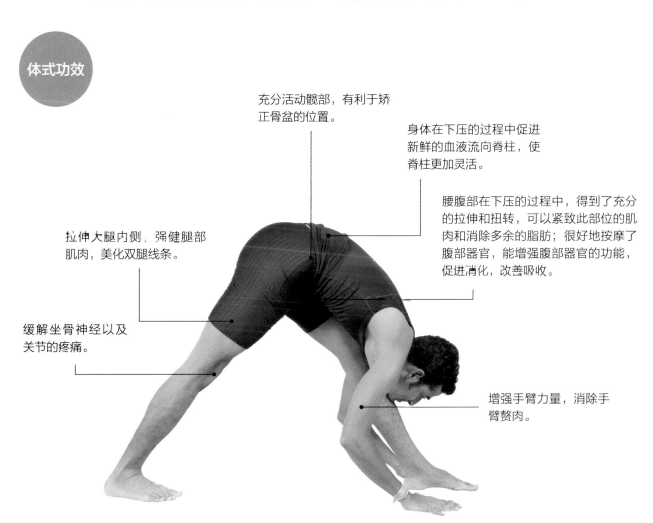

充分活动髋部，有利于矫正骨盆的位置。

身体在下压的过程中促进新鲜的血液流向脊柱，使脊柱更加灵活。

腰腹部在下压的过程中，得到了充分的拉伸和扭转，可以紧致此部位的肌肉和消除多余的脂肪；很好地按摩了腹部器官，能增强腹部器官的功能，促进消化，改善吸收。

拉伸大腿内侧，强健腿部肌肉，美化双腿线条。

缓解坐骨神经以及关节的疼痛。

增强手臂力量，消除手臂赘肉。

贴心 Tips

　　练习的过程中保持腰背挺直，双腿不要弯曲。使胯部向后和向上提升，让两边持平。体重均匀地分布在双腿上，双脚稳固地站在地面上。

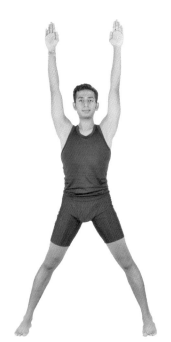

1　双脚分开约2倍肩宽，双手高举过头顶，掌心向前。

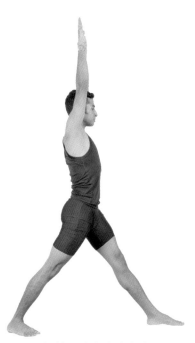

2　保持上半身直立向左转，双脚脚趾指向正前方，骨盆摆正。吸气，双臂向上伸展。

3　呼气，手臂带身体向前伸展，落于左脚两侧。

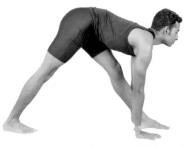

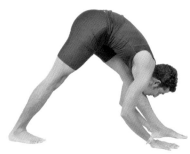

4　身体下压，依次将腹部、胸部、下巴贴向左大腿前侧，保持背部伸展，双腿受力均匀踩地，保持呼吸。

5　吸气，手臂向前伸展，带动身体向上并还原站立。换另一侧继续练习。

建议练习时间	**下午2点**
难度指数	★★★★★
呼吸方式	**腹式呼吸**
练习次数	**1次**

双手臂支撑式

双手臂支撑式的梵文名称为"Dwi Hasta Bhujangasana"。在这种体式中，先是把腿放在肩膀上，然后双脚在胸前交叉，身体靠双手保持平衡，对手臂的力量要求极高。

贴心 Tips

当双臂支撑身体重量、身体腾空时，双臂会感到很大的压力。注意控制平衡，集中注意力，意识放在身体平衡上，避免腕部受伤。

体式功效

促进全身血液循环，激活人体免疫系统，加速淋巴排毒。

强壮颈部和背部肌肉。

锻炼身体平衡能力，提升注意力；锻炼骨盆腔的肌肉。

拉伸双腿，紧实腿部肌肉。

加强手臂肌肉力量，强健肘关节、腕关节。

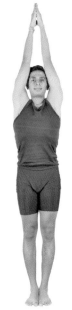

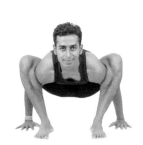

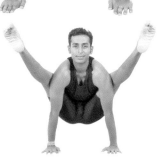

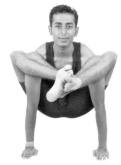

① 站立，双手合十高举过头顶。

② 蹲姿，双腿分开，臀部抬至与地面平行，双臂穿过双腿内侧，掌心于脚后触地。双腿放在双臂外侧的上端。

③ 吸气，目视前方，双腿慢慢抬起。

④ 双腿在胸前交叉，用双臂撑起身体，控制身体平衡。保持数秒，呼气，身体还原。

5 龟式

建议练习时间	下午4~5点
难度指数	★★★★★
呼吸方式	腹式呼吸
练习次数	2次

龟式的梵文名称为"Kurmasana"。"Kurma"的意思是乌龟。这种体式是献给毗湿奴的乌龟化身。

最后一个动作完成时，就像一只头部和四肢都缩在壳里的乌龟，因此而得名。

体式功效

舒缓大脑神经，让人精神振奋。

伸展背部，强化脊柱，使脊柱更强健。

加快全身血液循环，促进身体新陈代谢，促进排毒。

挤压和按摩腹部，活跃腹部器官。

贴心 Tips

练习的过程中，上臂后侧需与膝腘窝紧贴，身体要充分折叠，上半身尽量靠近地面。要注意控制平衡，集中注意力，避免受伤。

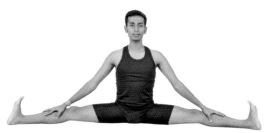

1 坐在地上，双腿大大分开呈"一"字形，双手轻轻搭放在双膝上，脚尖回钩。

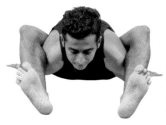

2 双膝微屈，双臂从腘窝下伸出，朝左右两侧伸展，身体前倾。

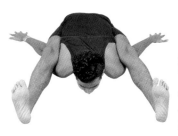

3 呼气，身体向前倾，直至将肩膀、下巴放在地面上，双臂打开贴地，掌心触地。

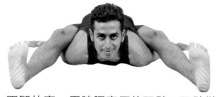

4 双腿伸直，用膝腘窝压住双臂，双臂微微向后挪，整个身体像一只乌龟。保持数秒，放松，身体还原。

闭合V式

建议练习时间	**下午4～5点**
难度指数	★★★★
呼吸方式	**腹式呼吸**
练习次数	**1次**

闭合V式的梵文名称为 "Urdhva Mukha Paschimottanasana"。这是一种仅靠臀部维持平衡的体式，完成后，全身只有臀部着地。做这种体式时，双手抓住双脚脚后跟向上抬，双腿举起，上身靠向两条腿伸展，集中注意力，感觉身体自腰部以上向双腿靠拢。

体式功效

缓解压力、头疼和焦虑。

充分伸展背部肌肉。

有效地伸展脊椎，滋养脊椎神经。

拉伸腿部肌腱，紧实双腿肌肉，美化腿部线条。

增强腰腹力量，锻炼腰腹肌肉，有助于消除腰腹赘肉。

保养腹部内脏，调理肝、脾、肾，改善消化和排泄系统，消除便秘。

有助于预防以及减轻前列腺肿大，改善性功能；促进骨盆区域的血液循环，使生殖器官得到滋养。

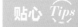

贴心 Tips

抬腿的过程中，保持均匀的呼吸，减少胸腹部的起伏，注意力集中在身体的动作上，这样更容易保持身体的平衡。

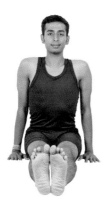

1 长坐，双腿伸直并拢，双手自然垂于体侧，掌心触地。

2 吸气，双腿尽量向上伸展，双手前伸，抓住双脚大脚趾，保持数秒。

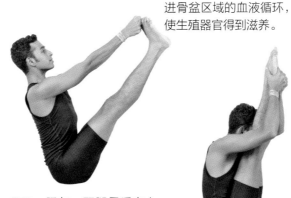

3 呼气，双腿继续向上举，双臂屈肘，双手握住双脚脚后跟，上身朝双腿靠拢，直至胸腹紧贴大腿，鼻子触碰小腿。保持数秒，然后缓缓将腿放下，恢复至长坐，放松。

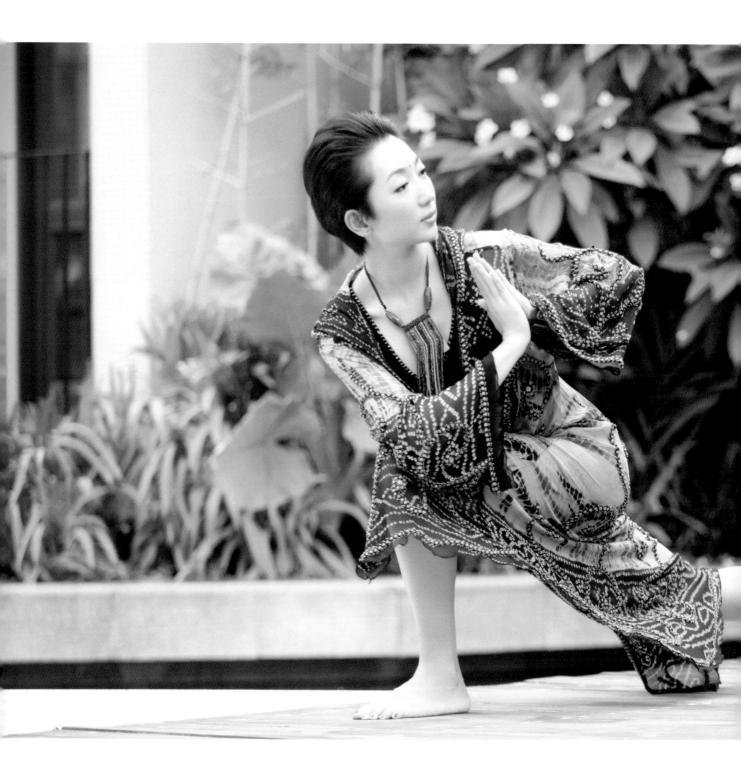

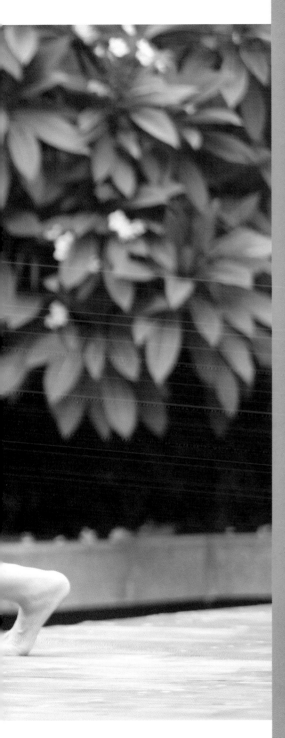

04

瑜伽告诉你的瘦身秘籍，在优雅中练就"S"形身材

瑜伽能瘦身塑形，这是毋庸置疑的。

几乎所有的瑜伽资深练习者都拥有瘦而紧致的身材曲线。

瑜伽练习能带给人优雅的外表与气质，

轻松打造上镜的小脸、圆滑的肩颈曲线、猫一样柔软而挺拔的脊背、纤腰美腹、性感翘臀、极致美腿。

当你成功塑造"S"形魔鬼身材时，

即使是背影也有不容忽视的影响力。

此外，瑜伽所赋予你的安宁、平和的特质，将为你带来自信、淡雅的气场，

让你在岁月的积淀中更加富有韵味。

瘦脸2式，你就是巴掌小脸美人

巴掌大的小脸，配以精致动人的五官，这样的容貌应该是许多女性羡慕不已的。如今娱乐圈的许多女明星们纷纷整容变为"锥子脸"，因为"锥子脸"十分小巧、精致、上镜，但是这种人为加工的脸型总让人感觉不自然。瑜伽瘦脸操让你不用经过让人提心吊胆的磨腮、削骨，就能轻松甩掉大饼脸、双下巴和大小脸，成为"氧气美女"。

1 面部狮子式

建议练习时间	**早上7点、下午2点、晚上7点**
难度指数	★★
呼吸方式	**腹式呼吸**
练习次数	**1次**

可不要小看面部狮子式，虽然它像做鬼脸一样简单，可是却拥有非常不错的瘦脸效果。

它能使五官各处的腺体都得到按摩，充分活动面部肌肉，收紧脸部肌肤并增强其弹性，尤其对面部两颊的肌肉更有提拉紧致的功效。每天坚持练习3次，能明显改善面部线条！

贴心 _Tips_

练习之前要保持面部表情的放松，练习时将每个动作保持10秒钟，均匀呼吸，重复练习5次。

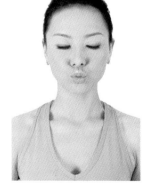

1 慢慢收紧面部所有的肌肉，紧紧地闭上眼睛、闭嘴，让自己的嘴唇努力向上撅。

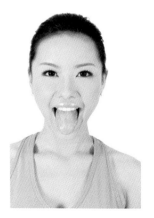

2 张嘴，将眼睛尽量张大，将舌头用力向外伸。收回舌头，放松，反复练习。

2 穴位按压式

建议练习时间　**早上7点、下午2点、晚上7点**
难度指数　★★
呼吸方式　**腹式呼吸**
练习次数　2次

　　这个练习也很简单，先用双手掌根部位按压太阳穴，再用指尖以适中的力度按压穴位。只要经常练习，就有明显的瘦脸、美颜效果。

　　能刺激面部神经，促进血液的循环，加速面部毒素的排出，为脸部肌肤扫去暗沉和细纹。而在张嘴、闭嘴之间，口腔的运动带动收缩面部肌肉，更能改善面部轮廓，紧致整体线条，让你的颜面如桃花般粉嫩细滑。

贴心 Tips

　　穴位按压可不是越大力就越好。按压时要掌握好指尖的力度，不要因过度用力而损伤了娇媚的容颜。面部表情越放松，按压的效果就越好。

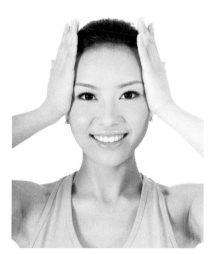

1 用双手掌根部位按住太阳穴3～5秒钟。

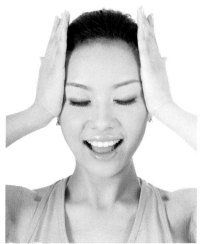

2 呼气，两掌向中间按压并将嘴张开。

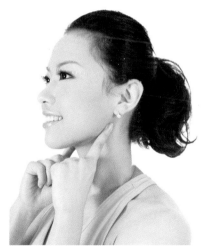

3 吸气，手掌放松并闭紧嘴巴，反复练习5～6次。双手食指指尖从耳根开始按压到下巴，持续大约10秒钟时间。

二 | 美颈2式，
塑造没有"年轮"的天鹅美颈

古人以"领如蝤蛴"来形容女人细长白皙的美颈。然而颈部也是最容易出卖女人真实年龄的部位。有人说："看一看女人颈部，就知道她是否青春年轻；数一数女人颈部的皱纹，就能知道她有多老。"时常看到一些娱乐记者在女明星的颈纹上小题大做。

一张面部皮肤白嫩、无瑕的脸，配上爬了一条条皱纹的颈部，是多么不协调啊！作为女人，请仔细呵护脆弱的颈部，因为光滑的颈部可以成为一个女人骄傲的资本。练习瑜伽美颈2式，助你为颈部抹去时间的痕迹！

1 天线式

建议练习时间	早上7点、下午2点、晚上7点
难度指数	★★
呼吸方式	腹式呼吸
练习次数	2次

天线式是跪坐姿势。练习天线式时，头部向后仰、向前抬的动作，能很好地放松和舒展颈部，让颈部肌肉、神经和韧带得到充分的按摩和运动，还能有效地消除颈部细纹，让颈部变得细长。

美颈功效

消除颈部细纹，让美颈
光滑、细长。

带动双臂运动，消除上
手臂赘肉。

胸部得到一定程度的舒展，可
以增加肺活量、矫正驼背、预
防乳房下垂。

拉伸腰腹部肌肉群，能
有效消除胀气，燃烧多
余的脂肪。

按压双腿肌肉，伸展膝盖韧
带，美化腿部线条。

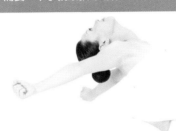

贴心 Tips

练习时请将意识集中于颈部，想象大自然的元气从指尖吸收入你的身体，缓缓地在体内循环，滋润全身。颈部后仰的时候需要注意自我的承受能力，不需要一下子就跟教练动作一致，要循序渐进。

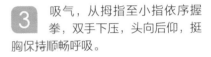

1 跪坐，腰背挺直，双手于胸前合十。

2 吸气，将双手缓缓举高，双臂尽量向上仲展。呼气，放松双手力量，手臂张开与肩同宽，目视上方，意识集中在双手指尖上。

3 吸气，从拇指至小指依序握拳，双手下压，头向后仰，挺胸保持顺畅呼吸。

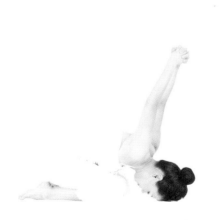

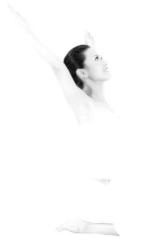

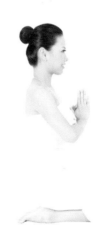

4 呼气，双手交叉相握于背部，身体往前下压，双臂向上举高，额头着地，下颌放置于双膝之前，腰背挺直，保持数秒。

5 吸气，身体抬高，双臂与两手掌松开举高，放松身体。

6 身体还原至起始跪姿。

2 鱼式

建议练习时间　**早上6点**
难度指数　★★
呼吸方式　**腹式呼吸**
练习次数　**2次**

　　鱼式的梵文名称为"Matsyasana"，"Matsy"的意思是鱼。这种体式是献给毗湿奴的鱼形化身的，他是宇宙和所有事物的本源和维护者。鱼式能拉伸颈项，让颈部肌肉紧实、没有赘肉。

贴心 *Tips*

　　如果完成最后的动作时，无法抬高双腿，可让双腿保持贴地伸展，只需保持胸腔的抬起及颈部的伸展即可。为确保美颈的效果，在最后一个动作上应保持2~3次呼吸，并随着熟练程度的增强，逐步递增练习次数。

美颈功效

帮助腰腹部囤积的脂肪快速燃烧，加强腹部肌肉力量，消除腰腹部赘肉。

抬高的胸腔会使呼吸更加深入，充分燃烧脖颈以下的脂肪，更加凸显锁骨的纤细和性感。

拉伸颈项，让颈部肌肉紧实、无赘肉，还能预防和消除颈部细纹，使颈部皮肤更加细腻光滑，并增加颈部的力量，进一步打造优雅、完美的颈部线条。

锻炼双膝、大腿和背部的肌肉群，并收紧臀部。

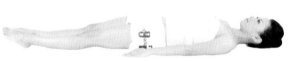

1　仰卧，双臂自然贴放在身体两侧的地面上，掌心触地。

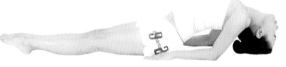

2　一边吸气，一边弓起背部，将头顶轻轻放在地面上。

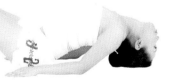

3　双腿伸直并拢，向上抬起，与地面成45°，保持数秒。

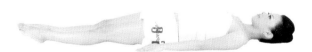

4　呼气，放松四肢，身体慢慢还原。

舒肩2式，
展现瘦削美人肩

三

标准的肩宽和身高的比例是1∶4。瘦弱不堪的肩膀、两边高低不一的肩膀、如同男人一般宽厚的肩膀，让众多女性始终拒绝穿露肩颈的衣服，即便是穿上了露肩颈的漂亮衣服，也要穿个小外套才能放心地出门。圆润的肩膀略带些尖尖的瘦削感，这样的肩形是明星和模特们在拍照或是走红地毯时满怀信心地展现出来的。以下瑜伽舒肩2式，让你的肩膀接近完美！

1 后仰式+手触趾式

建议练习时间	早上6点、下午6点
难度指数	★★
呼吸方式	腹式呼吸
练习次数	2次

此组合是向4个方向弯曲练习的动作，能够充分打开肩部关节，不仅能够缓解白领一族常见的肩膀酸痛，还有理想的美肩效果。

瘦肩功效

对肩部肌肉的拉伸能有效燃烧肩头和上臂部的脂肪，使肩部线条更匀称。充分活动肩胛骨和肩部关节的各个部位，使血液更好地滋养肩膀区域。

拉伸腰腹部肌肉群，有效消除小肚腩。

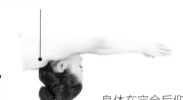

身体在完全后仰时充分运动到后背肌肉群，有助于美化腰背的整体曲线。

舒展双腿后侧肌肉，提拉臀大肌，优化下半身曲线，提升个人气质。

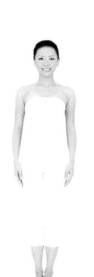

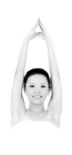

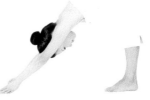

1 站姿，双腿伸直并拢，腰背挺直，目视前方，双臂自然垂放于体侧，掌心向内。

2 吸气，双手指尖相对，双臂伸直，高举过头顶。

3 呼气，身体向前弯腰，双腿绷直，指尖触地，保持2~3次呼吸，充分感受腰肌拉伸和紧绷的感觉。

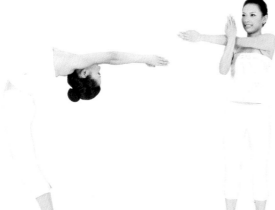

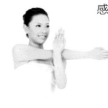

4 吸气，上半身回正；呼气，双臂带动上半身向上、向后伸展，头部后仰，保持2~3次呼吸。

5 呼气，身体回正，左臂贴紧在肩前，尽量向右后方拉伸，右臂弯曲放于左手肘处加以固定。

6 双手臂换方向进行重复练习。

7 吸气，放松，双臂带动身体还原至基本站姿。

2 加强站立背部伸展式+加强侧角扭转式

练习此组合时，随着双肩的拉伸，血液加快流向肩部和颈部，能更快地燃烧肩部脂肪，对收缩肩胛骨、拉伸双臂和双肩肌肉非常有效，日益彰显瘦削的肩形。

建议练习时间	**早上6点、下午2点、晚上7点**
难度指数	**★★**
呼吸方式	**腹式呼吸**
练习次数	**2次**

瘦肩功效

快速燃烧肩部脂肪，充分拉伸双臂和双肩的肌肉，美化肩形。

活动整个臂部的肌肉和神经，加强上半身血液循环和脂肪代谢。

在下弯和侧扭转时完全拉伸腰腹部、背部肌肉，快速燃烧腰背区域脂肪。

舒展双腿，能有效地消除大腿的水肿与赘肉，修长腿部线条。

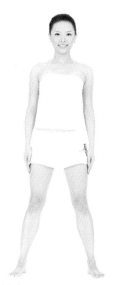

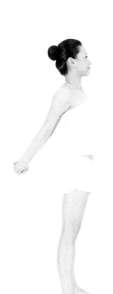

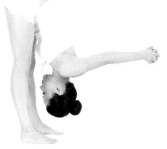

1 站立，双脚分开与肩同宽，双臂自然垂于体侧。

2 吸气，双手在背后十指相扣。双臂向后绷直，双手距臀部约10厘米。

3 呼气，身体向前倾，头向下垂，贴近双小腿之间。尽量把双臂向前伸展，保持数秒，深长均匀地呼吸。

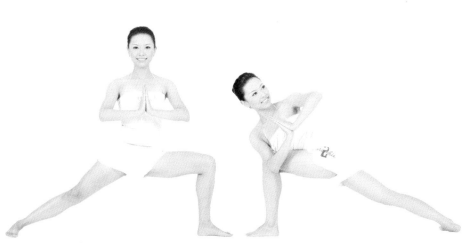

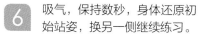

4 吸气，身体回正，双腿向左右尽量分开。左脚向左侧转90°，右脚向内扣45°，吸气，使左小腿与地面垂直，双手于胸前合十。

5 呼气，头部随着身体朝左后侧扭转，双手依旧合十。

6 吸气，保持数秒，身体还原初始站姿，换另一侧继续练习。

美背美脊组合式，
做最风情的"背影杀手"

四

背部也是展现女人魅力的部位之一，若背部脂肪积累太多，会让人显得臃肿和苍老。相信谁也不愿意自己的背部变成结实的"虎背"。那么，爱美的你除了平时要保持背部挺拔之外，还可以经常练习美背美脊组合式，让背部肌肤变得光滑细腻、背部线条变得优美迷人。

1 起飞式

建议练习时间	**早上7点、下午2点、晚上7点**
难度指数	★ ★
呼吸方式	**腹式呼吸**
练习次数	**2次**

顾名思义，起飞式完成后的动作像一只即将飞翔的小鸟。起飞式能够扩展胸部，按摩背部肌肉群，是很好的美背体式。

美背功效

能够按摩背部肌肉群，消除后背多余脂肪，滋养脊柱，矫正驼背等不良姿态。

扩张胸部，加快胸腔血液循环，滋养和美化胸型，并补养和加强肩胛骨。

加强腿部肌肉力量，增进掌握平衡和集中精神的能力。

帮助腰腹部囤积脂肪的快速燃烧，加强腹部肌肉力量，消除腰腹部赘肉。

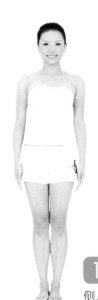

1 站立，吸气，腰背挺直，双臂自然垂放于体侧，掌心朝内，目视前方。

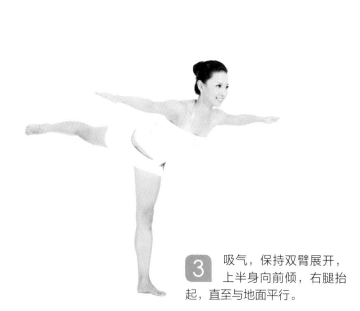

2 呼气，展开双臂，与地面保持平行，右脚微微后移，脚尖点地。

3 吸气，保持双臂展开，上半身向前倾，右腿抬起，直至与地面平行。

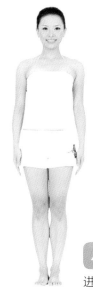

4 呼气，双臂带动身体回正，收回右腿，换左腿进行练习。

② 战士式组合

　　战士式组合能够有效地锻炼背部肌肉群，对消除背部脂肪、增强背部力量有极好的效果。

双臂在上抬的过程中得到了充分锻炼，有效消除了手臂上的"拜拜肉"。

增强背部力量，消除紧张和纠正驼背、溜肩等不正确的姿态。

扩展胸部能增强肺活量，预防乳房下垂。

充分拉伸脊柱，纠正脊柱弯曲与双肩下垂。

双腿肌肉得到锻炼，变得更为柔韧和紧致。

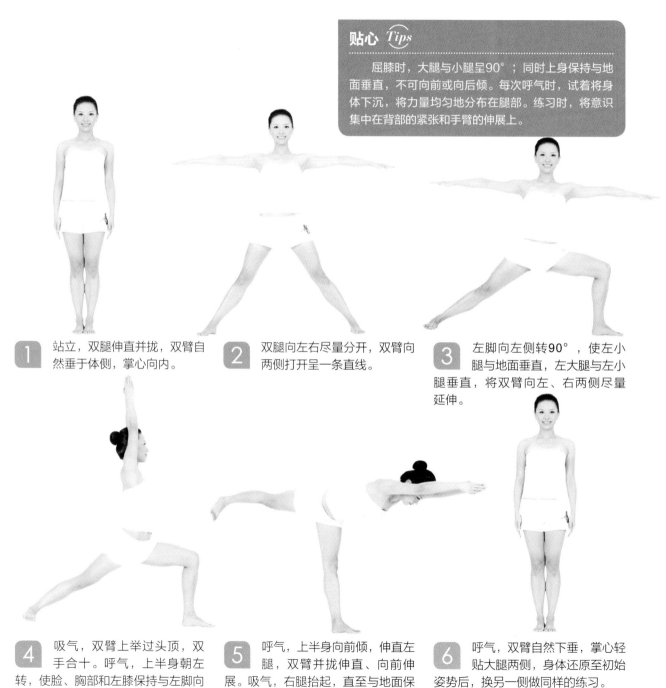

貼心 *Tips*

　　屈膝时，大腿与小腿呈90°；同时上身保持与地面垂直，不可向前或向后倾。每次呼气时，试着将身体下沉，将力量均匀地分布在腿部。练习时，将意识集中在背部的紧张和手臂的伸展上。

1　站立，双腿伸直并拢，双臂自然垂于体侧，掌心向内。

2　双腿向左右尽量分开，双臂向两侧打开呈一条直线。

3　左脚向左侧转90°，使左小腿与地面垂直，左大腿与左小腿垂直，将双臂向左、右两侧尽量延伸。

4　吸气，双臂上举过头顶，双手合十。呼气，上半身朝左转，使脸、胸部和左膝保持与左脚向同一方向。

5　呼气，上半身向前倾，伸直左腿，双臂并拢伸直、向前伸展。吸气，右腿抬起，直至与地面保持平行。

6　呼气，双臂自然下垂，掌心轻贴大腿两侧，身体还原至初始姿势后，换另一侧做同样的练习。

五 纤臂2式，跟蝴蝶袖永远说“拜拜”

冬装可以让你暂时遮住手臂上松弛的赘肉，而到了炎热的夏天，你就万分无奈了。不要自欺欺人了，即便是穿上五分袖，那粗壮或是肥胖的手臂还是会显露无遗的。如果你还没有减掉胖手臂的计划，又懒得运动的话，那么你的手臂将变得越来越衰老、越来越扁平，让你看上去比实际体重重2~4千克。快练习纤臂2式来赶走那些讨厌的赘肉吧，圆润、纤细、线条流畅的手臂才是你应该拥有的。

1 摩天式

建议练习时间 早上7点、下午2点、晚上7点
难度指数 ★★
呼吸方式 腹式呼吸
练习次数 2次

摩天式的梵文名称为“Tasasana”，它是印度传统瑜伽中的经典体式之一。练习时，双臂上举过头顶，且掌心向上，用双臂带动脊椎拉伸，有助于促进脊柱的健康发育和成长。

纤臂功效

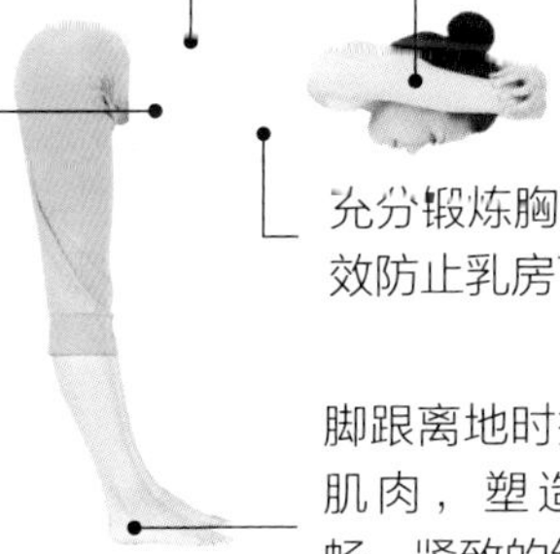

全身的拉伸能滋养脊椎，美化后腰肌肉群线条。

双臂向上伸展的动作最能燃烧大臂两侧的脂肪，在双臂一上一下、一收一放的动作中拉伸大臂肌肉纤维，双效阻击“蝴蝶袖”。

按摩腹部脏器，收紧腹部肌肉，对腹直肌和肠道有益，有助于治疗便秘。

充分锻炼胸部，有效防止乳房下垂。

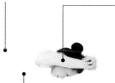

脚跟离地时拉伸腿部肌肉，塑造腿部流畅、紧致的线条。

贴心Tips

上半身向下倾斜时，背部不要弓起，上半身应平行于地面。同时腹部要收紧，双腿伸直，膝盖不要弯曲，始终保持双臂肌肉的紧张感。

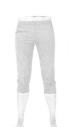

1 站立，腰背挺直，双腿分开与肩同宽。双手十指交叉，双臂竖直上举，掌心翻转朝上。

2 吸气，踮起脚尖，身体尽量向上伸展，感受整个背部的延伸，保持数秒。

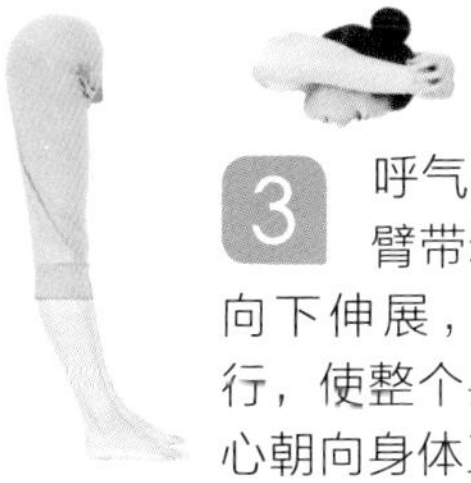

3 呼气，脚跟落地，双臂带动上半身向前、向下伸展，直至与地面平行，使整个身体成直角。掌心朝向身体正前方，保持数秒后还原。

2 跪立侧伸展式

建议练习时间　**早上7点、下午2点、晚上7点**
难度指数　★★
呼吸方式　**腹式呼吸**
练习次数　**2次**

　　练习此体式时，手臂伸展到极限，可牵引到肩部的三角肌，消除肱二头肌、肱三头肌部位的赘肉，纤臂效果十分明显。

纤臂功效

有效消除双臂赘肉，雕塑出瘦削的肩膀和纤细的美臂。

活动髋部，带动骨盆运动，有效预防骨盆歪斜。

加快双腿的血液循环，加强双腿肌肉的力量，改善腿部静脉曲张。

腰腹部扭转时刺激腹腔，按摩脾脏和肝脏，提高肠胃消化功能。

贴心 *Tips*

　　整个动作过程中，腹部、臀部以及背部肌肉都应保持收缩。在侧身翻转时，骨盆要保持面向正前方，避免扭转。每一次伸展手臂时，都应当使手臂伸展到极限，感受到指尖有微微的热度。

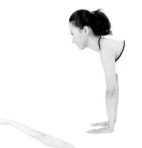

1 身体呈四脚板凳状跪立，双臂、双大腿分开约一肩宽，且都垂直于地面。

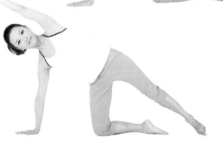

2 吸气，整个上半身朝右侧上方翻转，左腿伸直，脚尖朝外展。左手臂朝着头部方向伸展，与地面平行。

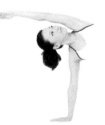

3 抬起左腿，使其与地面平行，且与左臂在一条直线上，目视左上方。均匀呼吸，保持数秒。呼气，左腿和左臂缓缓放下，身体还原至初始姿势。换另一侧继续练习。

美胸 2 式，
优化胸形快速升级罩杯

六

如果你还被满天飞的丰胸广告弥盖了双眼，那就要请你认真地思考一下自己是否被那些商家误导了。谁说胸大就代表着性感？谁说胸小就没有吸引力？关键是要有漂亮的胸形，让胸部有着天然的充盈感和弹性，线条饱满坚挺，胸部肌肤光滑、细腻。美胸 2 式，让胸部扁平的女性罩杯升级，让丰满的女性胸形更完美！不下垂、无副乳、傲然挺立，才是我们的美胸目标！

建议练习时间	早上7点、下午2点、晚上7点
难度指数	★★
呼吸方式	腹式呼吸
练习次数	2次

1 坐山式

坐山式的梵文名称为 "Parvatasana"，"Parvat" 意思是 "山"，瑜伽认为，不正确的坐姿会使脊柱变形。坐山式是建立在莲花坐姿上的变体，练习时双臂高举过头顶，十指相扣。

美胸功效

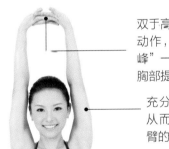

双于高举过头顶，吸气、抬头的动作，能提升横膈膜，给 "双峰" 一个向上的牵引力，有助于胸部提升，有效防止下垂。

充分拉伸手臂，从而锻炼整个手臂的肌肉。

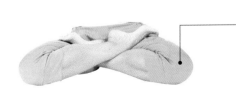

灵活膝关节，加强双腿肌肉群力量，美化双腿线条。

贴心 *Tips*

整个动作过程中，都要保持背部的挺直，双膝触
地，这样才能更好地提升胸部，取得最好的练习效果。

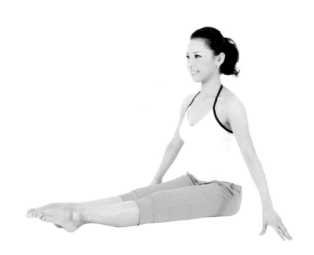

1 长坐，双腿向前伸直，腰背挺直，双手放在臀部
外侧的地面上，目视前方。

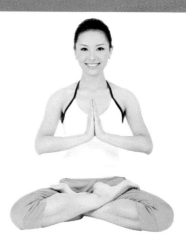

2 以全莲花坐坐好，双手于胸前合十。

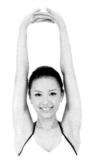
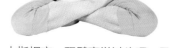

3 吸气，十指相交，双臂高举过头顶，尽量向上伸
展，掌心翻转朝上。

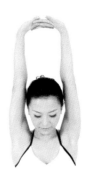
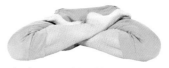

4 呼气，低头，下巴触碰锁骨，背部挺直。保持片
刻。还原至初始姿势。

2 鸟王式变体

鸟王式变体与鸟王式的不同之处在于：前者为跪坐姿势，降低了难度；后者为站立姿势，对身体的平衡感和协调性要求更高。双臂交叉环绕的动作，能锻炼胸部肌肉，防止外扩。

美胸功效

加强胸肌的力量，使胸肌为乳房组织提供足够的力量支撑，帮助乳房维持挺拔上翘。

双臂交叉环绕时胸部会不由自主地向内夹紧，能让胸部更加集中，防止外扩。

按摩腹部器官，提升下垂的腹部脏器，保养卵巢。

柔滑脊椎，美化后背整体线条。

灵活膝关节，加强双腿肌肉群的力量，美化双腿线条。

贴心 *Tips*

如果肩关节僵硬，则需尽量保持掌心相对。平衡力不佳者要注意身体后仰时身体的协调能力，避免无法收回身体。

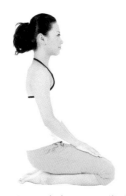

1 跪坐，双手掌心朝下放于大腿上，目视前方。

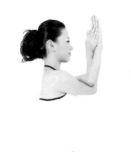

2 左臂上右臂下，双臂交绕，双掌相对。

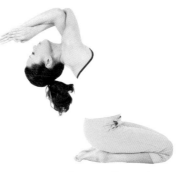

3 吸气，双臂保持环绕状态，上半身向后方下压，头部后仰，保持数秒。

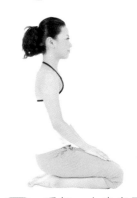

4 呼气，上半身回正，身体恢复至初始跪姿。

七 | 纤腰平腹4式，从此告别"大腹婆"

是不是很想回到十六七岁的时候？那个年纪的你亭亭玉立，穿上不合身的校服也能隐约地看到那迷人的腰腹曲线。可如今，你整天坐在电脑面前，不知不觉腰部的"游泳圈"慢慢增大，腹部的脂肪也越来越厚，纤腰、平腹早已远离。难道还要继续放任腰腹走形？坚决不！张扬美丽、张扬活力，那纤细的杨柳腰和平坦结实的腹部绝对是你的"撒手锏"！是时候为性感的腰腹曲线而运动了，你还在迟疑什么呢？

1 坐立扭转式

建议练习时间	早上7点、下午2点、晚上7点
难度指数	★★
呼吸方式	腹式呼吸
练习次数	2次

坐立扭转式能充分锻炼腰部的所有肌肉，增强腰部力量；能按摩肠胃器官，促进消化和吸收；更能消除腹部及腰部两侧的脂肪，让你塑造出性感、诱人的腰部曲线。

瘦腰功效

舒缓轻微的背痛，预防驼背和腰部风湿痛等问题。

最大限度地锻炼腰部的所有肌肉，还能按摩肠胃器官，消除便秘，消减腹部及腰部两侧的脂肪，从而塑造出光滑的腰部曲线。

在扭转的过程中增强脊柱的柔韧性，保持脊柱和附近肌肉群的弹性。

灵活膝关节，拉伸双腿肌肉群，紧致双腿整体曲线，有效消除水肿和静脉曲张。

帮助骨盆恢复原位。

贴心 Tips

重心放于支撑身体的手部和脚部。由脊椎的底端开始扭转伸展时，要像一根螺旋上升的藤蔓一样。注意腹部器官和肌肉的伸展，看看每次能否再多转一点儿。

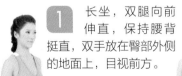

1 长坐，双腿向前伸直，保持腰背挺直，双手放在臀部外侧的地面上，目视前方。

2 吸气，右脚跨过左膝平放在地上，右脚掌贴地，左脚收至右臀下。呼气，身体向后侧扭转，右肩向后打开，头转向右后侧，保持3次呼吸。

3 吸气，挺直脊椎。换另一侧练习。呼气，放松，身体还原至初始姿势。

2 单手骆驼式

建议练习时间　早上7点、下午2点、晚上7点
难度指数　★★
呼吸方式　腹式呼吸
练习次数　2次

单手骆驼式的梵文名称为 "Ardha Ustrasana"。它属于后弯的动作，能够刺激并按摩脊椎神经，锻炼腹部肌肉，消除腰部赘肉。

扩胸的同时还能增加肺活量，矫正驼背，预防乳房下垂，使脊柱更柔韧。

瘦腰功效

充分拉伸背部肌肉群，美化后背肌肉线条。

加强腹肌力量，加快燃烧腰腹部脂肪。

使臀大肌得到锻炼，预防臀部下垂和松垮。

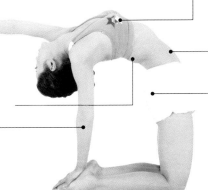

通过双腿和双臂的拉伸，加速四肢的血液循环以及毒素排出，疏通淋巴系统，有效甩掉赘肉。

贴心 _Tips_

身体后仰、手臂上举时，尽量使大腿与地面垂直。身体后仰时，根据自身情况调整，不可勉强，以免造成腰腹肌肉拉伤。

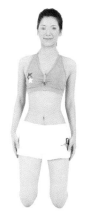

1 跪立，双腿分开与肩同宽，双臂自然垂放于体侧，腰背挺直，目视前方。

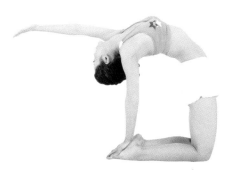

2 吸气，双手扶住腰部；呼气，髋部前送，脊椎向后弯曲，身体慢慢向后仰。放松头部，头向后仰，右手扶在右脚脚掌上，左臂向上伸展，尽量使大腿与地面垂直。自然呼吸，保持数秒。

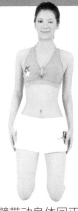

3 左臂带动身体回正，身体还原至初始跪姿后，换另一侧进行练习。

3 仰卧双腿抬立式

建议练习时间	**早上7点、下午2点、晚上7点**
难度指数	★★
呼吸方式	**腹式呼吸**
练习次数	**2次**

这种体式能很好地锻炼腹部肌肉，加强腹部力量，击退腰部囤积的脂肪，让你练出纤纤细腰。

平腹功效

有效按摩腹部器官，滋养内部脏器，提高消化功能，快速消除腰腹部脂肪。

加强双腿肌肉的力量，使双腿的整体线条更为柔美和紧致。

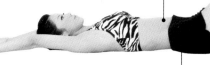

放松髋部，使骨盆得到更好的放松与调整。

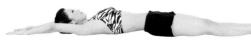

1 仰卧，身体贴紧地面，两腿伸直绷紧，手臂上举过头顶贴地，掌心朝上。

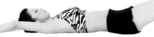

2 双腿伸直，慢慢向上抬起，与地面约成45°。正常呼吸，保持此姿势约20秒钟。

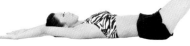

3 双腿继续上举，直至与地面约成60°，保持自然的呼吸。

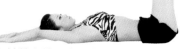

4 双腿持续上抬，直至与地面垂直，保持自然的呼吸，维持此姿势约40秒钟。

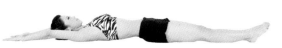

5 呼气，将双腿慢慢放回地面，身体还原至初始姿势。

贴心 *Tips*

腰部不适者不宜勉强做这个动作。若双腿上举过高时有不适感，可适当屈腿以降低难度。在练习过程中保持自然呼吸，呼气时要注意收缩腹部肌肉。

4 步步莲花式

建议练习时间　**早晨7点、晚上9点**
难度指数　★★
呼吸方式　**腹式呼吸**
练习次数　3~5次

步步莲花式也称蹬自行车式，练习时需双脚来回交替，模拟空中蹬自行车状。它能使疲劳的双腿和双脚恢复活力，灵活僵硬的髋部。

贴心 *Tips*

在整个练习的过程中，记住放松上半身，在动作进行时腹部应用力内收。腿部伸展动作的大小以摇晃上半身为准。

平腹功效

按摩腹部器官，加速腰腹部脂肪燃烧，促进消化系统运作，消除胀气，治疗消化不良和便秘。

拉伸小腿肌肉，减轻因静脉曲张引起的疼痛和压迫感。

充分活动臀部和大腿的肌肉群，紧致下半身曲线。

加强骨盆区域的支撑能力，有效预防骨盆倾斜。

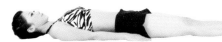

1　仰卧，双手自然放于身体两侧，掌心触地。

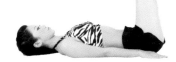

2　吸气，双腿竖直上举，至与地面垂直。

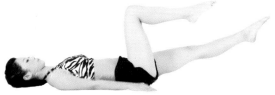

3　呼气，左腿绷直下落，直至与地面成60°。右腿屈膝，大、小腿成90°，大腿向胸口方向弯曲靠拢。

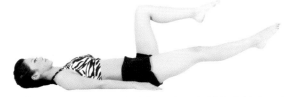

4　吸气，双腿交换动作，右腿向斜上方伸直，左腿屈膝向胸口方向弯曲。自然呼吸，双腿轮替，如蹬自行车。呼气，双腿慢慢落地，伸直并拢，身体仰卧休息，恢复至初始姿势。

八 ｜ 提臀2式，
轻松拥有极致小翘臀

一些年纪轻轻的女性，穿上紧身裤后臀部仍然扁平无形，毫无美感可言。大家都知道"S"曲线要前凸后翘，可见臀部的重要魅力。拥有紧致挺翘、形状如同水蜜桃的性感臀部，你便拥有一件十分有杀伤力的"性感武器"了。别以为性感美臀都是天生的，更重要的是后天的雕塑和呵护。练习瑜伽提臀2式，让你的臀部更加紧翘。

1 飞蝗虫式

建议练习时间	**下午2点、晚上7点**
难度指数	★★
呼吸方式	**腹式呼吸**
练习次数	**2次**

飞蝗虫式双腿上抬的姿势带来的爆发力能让臀部紧致，改变肌肉松弛现象，而且能使下垂的臀部得到提升。

塑臀功效

紧致臀部，改变肌肉松弛现象，使下垂的臀部得到提升。

充分锻炼臀大肌，有效地刺激臀后脂肪群，促进脂肪的分解和燃烧。

按摩骨盆区域，消除腰腹部赘肉，增强肌肉群力量。

充分拉伸手臂，充分锻炼整个手臂的肌肉。

上半身在上抬离地的时候也充分拉伸了脊椎和后腰，增加此区域的弹力和柔韧性，缓解坐骨神经痛。

贴心 *Tips*

腿部上抬的时候要尽量向上和向外伸，收紧双腿肌肉，从而拉伸腰部，以达到最好的效果。另外，双臂也要配合完全伸展开来。

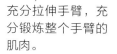

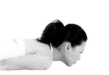

1 俯卧，下巴抵住地面，双腿伸直并拢，双手手掌贴地放于两侧。

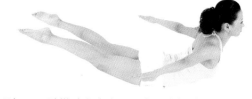

2 吸气，双臂带动上半身尽量向后方拉伸，抬头，尽量让胸部离地，同时抬起下肢，让身体的头部和腿部翘起，保持数秒。呼气，放松，身体还原至初始姿势。

2 虎式

建议练习时间	**下午2点**
难度指数	★★
呼吸方式	**腹式呼吸**
练习次数	4次

这种体式效仿老虎，除了能让臀部更圆润、让身体更强壮和结实外，它还是一个极好的产后练习动作。经常练习，可以让全身的肌肉线条变得更加紧实、流畅。

塑臀功效

身体上下绷紧时拉伸了整片背部肌肉群，活动脊柱的各个关节，强化了后背线条。

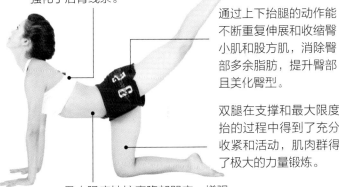

通过上下抬腿的动作能不断重复伸展和收缩臀小肌和股方肌，消除臀部多余脂肪，提升臀部且美化臀型。

双腿在支撑和最大限度上抬的过程中得到了充分的收紧和活动，肌肉群得到了极大的力量锻炼。

贴心 Tips

练习过程中，保持双肩的放松，不要耸肩，不要向外翻转髋部，使髋部与地面平行。并将注意力集中在臀部，充分体会臀部肌肉收紧的感觉。

最大限度地按摩腹部器官，增强消化系统功能，加速毒素的排出，锻炼腰腹部肌肉群。

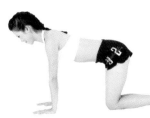

1 身体呈四脚板凳状跪立，双手和双膝着地，脚背贴地。双臂、双大腿分开呈一肩宽，且与地面垂直。

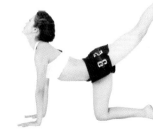

2 吸气，抬头。塌腰、提臀的同时左腿向后蹬出，尽量抬高左腿，身体重心向上提。

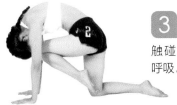

3 呼气，低头，收缩腹部，用左膝盖去触碰鼻尖。保持3次自然呼吸。

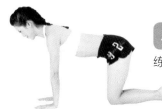

4 身体还原至初始姿势，换另一侧继续练习。

九 | 美腿4式，
秀出修长明星腿

T台上的那些模特都有着修长、匀称的美腿，但身高一般般的我们难道就与美腿无缘了吗？身材比例好，照样能有玲珑长腿。关键是要多运动，让大腿变得圆润紧致、小腿匀称修长、膝盖没有赘肉、肌肤细腻光滑！瑜伽美腿4式，能锻炼腿部内侧、外侧肌肉，且能增强腿部力量，让你全面瘦腿！

1 平衡组合式

建议练习时间	**下午2点、晚上7点**
难度指数	★★
呼吸方式	**腹式呼吸**
练习次数	**2次**

此组合式对塑造匀称、修长的美腿有明显的效果。抬起的腿向各个方向运动，能够使腿部肌肉变得强健，消除腿部赘肉，更好地美化腿部线条。

美腿功效

能按摩腹部脏器，收紧腹部肌肉，对腹直肌和肠道有益，有助于治疗便秘。

紧实双腿，使腿部肌肉更为匀称和强健，同时也可以缓解大腿和小腿的肌肉痉挛，增强腿部肌肉的弹性，快速纤细大腿、紧实小腿，美化腿部线条。

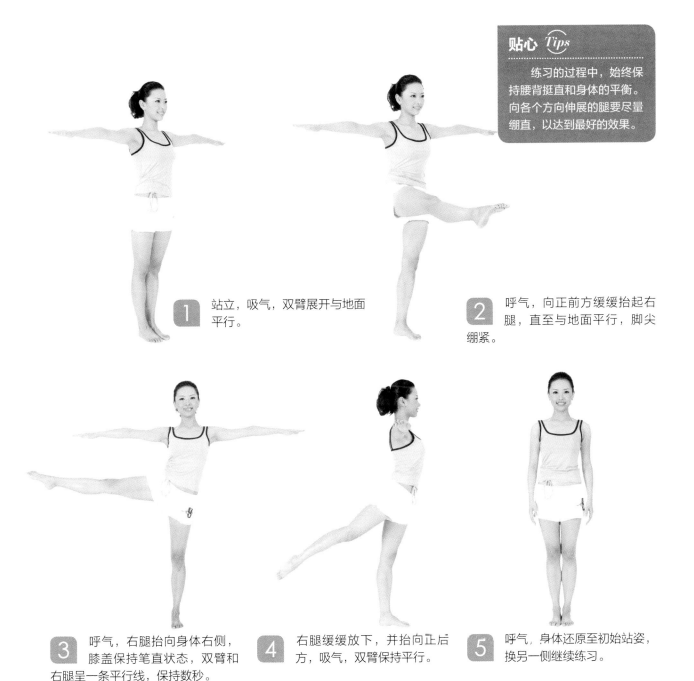

贴心 *Tips*

练习的过程中，始终保持腰背挺直和身体的平衡。向各个方向伸展的腿要尽量绷直，以达到最好的效果。

1 站立，吸气，双臂展开与地面平行。

2 呼气，向正前方缓缓抬起右腿，直至与地面平行，脚尖绷紧。

3 呼气，右腿抬向身体右侧，膝盖保持笔直状态，双臂和右腿呈一条平行线，保持数秒。

4 右腿缓缓放下，并抬向正后方，吸气，双臂保持平行。

5 呼气，身体还原至初始站姿，换另一侧继续练习。

2 蹲式

建议练习时间	**下午2点**
难度指数	★★
呼吸方式	**腹式呼吸**
练习次数	**3~5次**

蹲式完成后的动作是双脚分开呈外八字形，脚尖点地，双手于小腹正下方十指相扣。这样的练习能充分拉伸和锻炼大腿内侧的肌肉，有效消除大腿根部脂肪。

能加强腿部血液循环，有效燃烧大腿内侧深层脂肪，快速瘦腿，使腿部更健美、大腿线条更纤细。

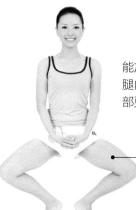

贴心 Tips

身体下蹲时要保持腰背挺直，身体不要前倾，重心完全放在双腿上。每次练习时，最好重复3~5次。

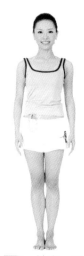
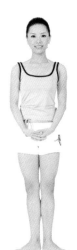
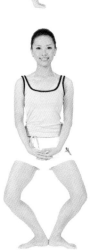
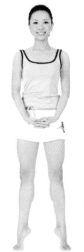
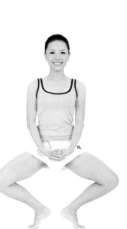
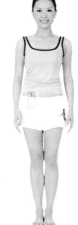

1 站立。双腿伸直并拢，双臂自然垂于体侧。

2 吸气，双脚分开呈外八字，脚跟相对。双手于小腹正下方十指相扣。

3 呼气，保持腰背挺直不动，脚跟相触，屈膝，身体逐渐向下沉。

4 吸气，身体慢慢上移，双脚分开与肩同宽，脚尖踮起。

5 呼气，身体再次下沉，脚尖点地，保持2~3次呼吸。

6 吸气，起身，身体还原至初始姿势。

3 笨拙式

建议练习时间   **下午2点、晚上7点**

难度指数   ★★

呼吸方式   **腹式呼吸**

练习次数   **2次**

笨拙式能够锻炼到双腿的大部分肌肉和关节，尤其是大腿前侧的肌肉，有助于塑造完美的腿形。

美腿功效

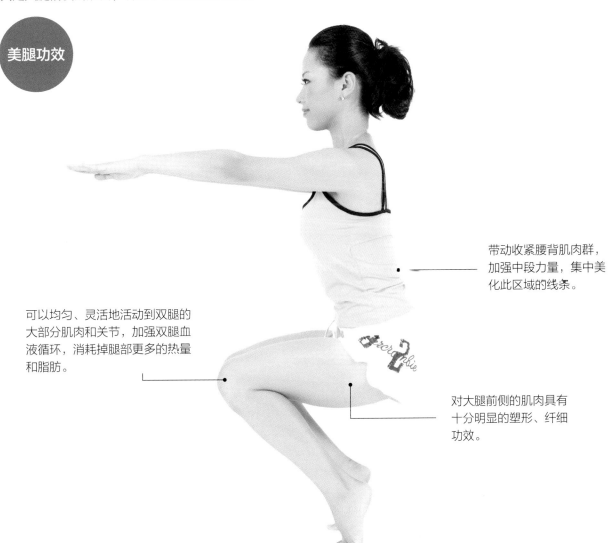

带动收紧腰背肌肉群，加强中段力量，集中美化此区域的线条。

可以均匀、灵活地活动到双腿的大部分肌肉和关节，加强双腿血液循环，消耗掉腿部更多的热量和脂肪。

对大腿前侧的肌肉具有十分明显的塑形、纤细功效。

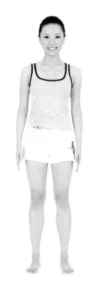

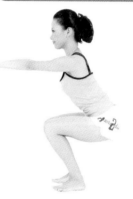

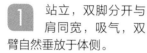

1 站立，双脚分开与肩同宽，吸气，双臂自然垂放于体侧。

2 呼气，屈膝，臀部重心向后移，身体向下蹲，直至大腿与地面平行。膝关节的位置不要超过脚趾，上身尽量直立，保持数秒。

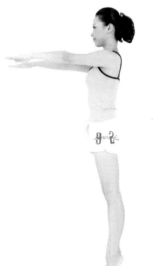

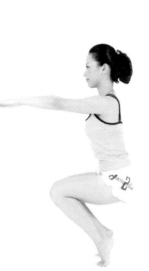

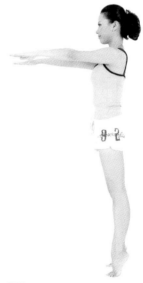

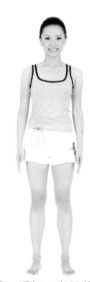

3 吸气，起身恢复直立；呼气，放松双肩。吸气，最大限度地抬起脚跟，脚尖点地。

4 呼气，屈膝下蹲，脚跟继续保持向上抬起，至大腿、臀部与地面平行。上身直立，保持数秒。

5 吸气，起身直立；呼气，脚跟落地，调整呼吸。吸气，再次抬起脚跟。

6 呼气，脚跟落地，双臂垂放于身体两侧，放松四肢。

建议练习时间	早上7点、下午2点、晚上7点
难度指数	★★
呼吸方式	腹式呼吸
练习次数	2次

4 跪立侧伸展式

这种体式能锻炼到小腿前侧的肌肉，紧致小腿肌肉，美化小腿线条。下弯的动作能够增强腹部力量，按摩腹部器官。

美腿功效

拉伸腹部和后背的肌肉，增强肌肉群的力量，按摩腹部脏器。

贴心 Tips

刚开始练习时，保持平衡很困难，膝部和小腿前侧会感觉疼痛。随着练习的增加，疼痛会逐渐消失，你也会逐渐获得更多的平衡感。

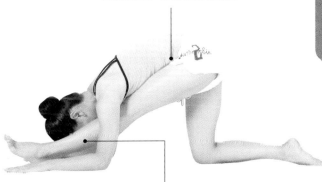

让小腿前侧的皮肤产生更多的灼热感，充分拉伸小腿前侧的肌肉和韧带，使小腿肌肉变得更加纤长。

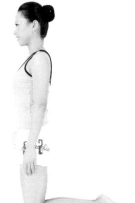

1 跪立，腰背挺直，双手自然垂放于体侧。

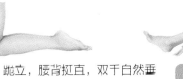

2 呼气，左腿向前跨步，右大腿与地面保持垂直，双臂放于左小腿旁，指尖点地。

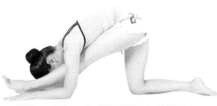

3 吸气，头部下压至左小腿旁，双臂手肘弯曲，上臂与地面垂直，保持数秒。呼气，身体还原至初始姿势，换另一侧继续练习。

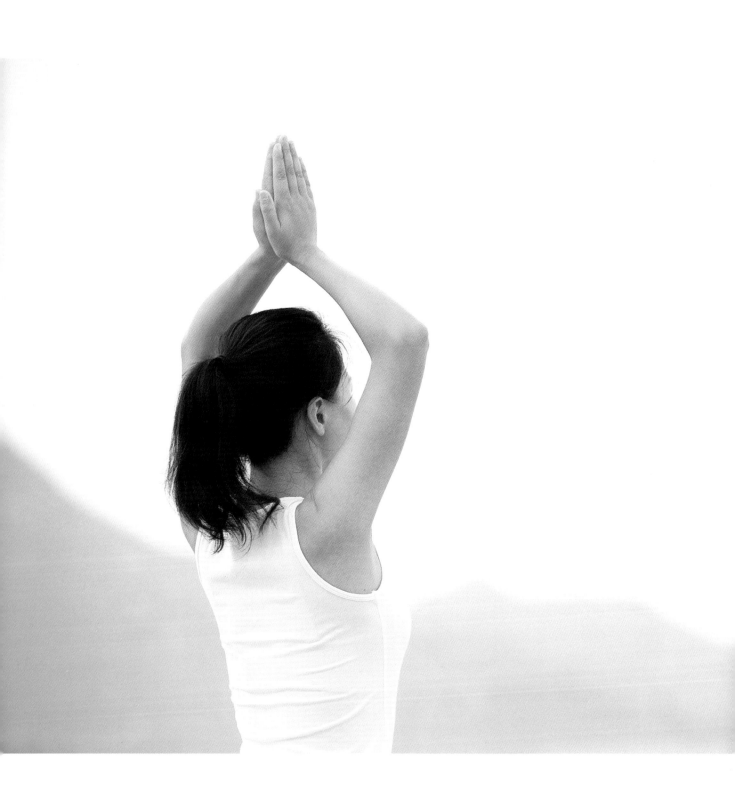

05

素颜美人的
美容养颜瑜伽

不施粉黛，五官依然精致动人，

这样如花似玉、清新脱俗的美女，固然不常见。

但只要不忽视每一个细节，以及进行从头到脚的调养，

我们是能够做到的。

把身材、气质、气色、自信、睡眠这些事儿都交给瑜伽吧！

瑜伽能让身体线条更紧致；

瑜伽能促进血液循环，让面色红润、自然有光泽；

瑜伽能改善睡眠；

瑜伽能克服紧张情绪，让你变得从容自信；

挺拔、柔韧能够让你保持优雅、美丽的气质……

坚持练习瑜伽，再配合正确的保养，

必能成为"彻头彻尾"的素颜美女。

七大腺体，
决定你的美丽指数

体内多种激素的平衡是女性保持年轻的"法宝"。激素分泌得旺盛与否，会直接影响女性的气色和情绪表现。一个人身心是否健康，激素起着举足轻重的作用。激素是由腺体分泌的，这些腺体主要有脑下垂体、松果体、甲状腺和副甲状腺、胸腺、肾上腺、胰腺以及性腺等。要从源头上缓解衰老和留住易逝的韶华，那么就得增强这些腺体的力量，促进激素的分泌。

1 轮式变体

建议练习时间	下午2点、下午5点
难度指数	★★★
呼吸方式	腹式呼吸
练习次数	2次

轮式变体，也称单腿轮式，除了可以获得练习轮式的功效以外，还能刺激颈部的甲状腺和副甲状腺，使颈部保持优美的曲线。

美颜功效

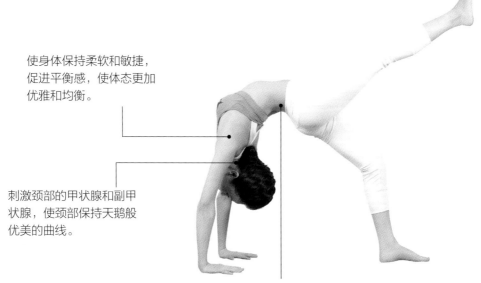

使身体保持柔软和敏捷，促进平衡感，使体态更加优雅和均衡。

刺激颈部的甲状腺和副甲状腺，使颈部保持天鹅般优美的曲线。

伸展脊柱，扩展胸部和腹部，刺激胸部的胸腺和腹部的胰腺，从而促进激素的分泌。

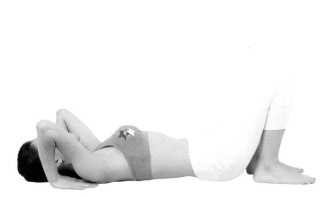

1　仰卧，弯曲双膝，尽量将双脚靠近臀部，双手向后放在头两侧，指尖指向双肩的方向。

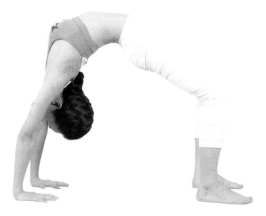

2　吸气，腰腹部肌肉收紧，用力撑起上半身。臀部、双腿以及腰部呈弧度，用双脚和双手掌的力量支撑身体，腰部带动身体重心拉动向上。

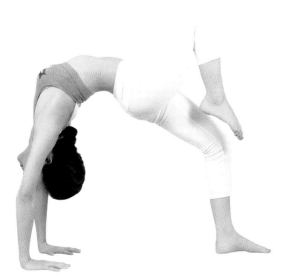

3　在轮式的基础上，吸气，脚部支撑点转移到一侧脚掌上，抬起另一条腿。

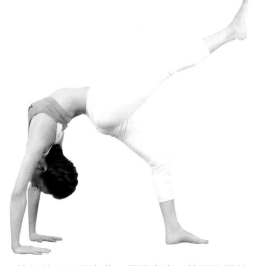

4　抬起的腿不要弯曲，绷紧脚尖，抬至极限处。然后慢慢放下腿，换另一条腿继续练习。

2 双莲花鱼式

建议练习时间	**早上8~9点**
难度指数	**★★**
呼吸方式	**腹式呼吸**
练习次数	**1次**

　　双莲花鱼式，是在莲花坐姿的基础上完成的鱼式。这种体式能够刺激胰腺、胸腺，按摩甲状腺与副甲状腺，还能滋养脊椎神经。

美颜功效

扩展胸部和肺部，增强肺活量，刺激胸腺。

使肠道以及腹部的其他器官都得到良好的伸展。

伸展颈部，改善颈部问题，按摩甲状腺与副甲状腺。

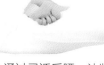

使脊椎与胸椎更强健，滋养脊椎神经。

通过灵活后腰，让肾脏得到滋养，刺激胰腺。

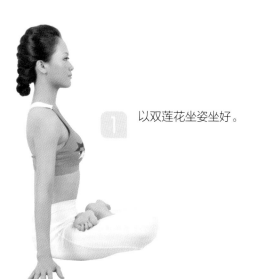

1 以双莲花坐姿坐好。

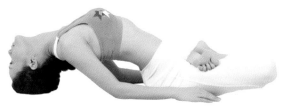

2 吸气，双臂屈肘支撑上身，身体慢慢后仰，直至头顶着地，颈部、胸部、腰部抬离地面。

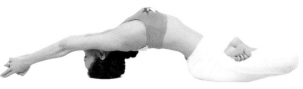

3 呼气，双手合十，双臂向头顶上方伸展，臀部保持触地。

二 | 养气补血，
永葆青春容颜

经常说一个人精神疲乏或是面色无华、苍白、萎黄，就是气血虚。一般来说，引起气血虚的原因有脾胃虚弱、饮食不足、失血过多、肾气亏虚、劳作过度等。对女人来说，气血充盈了，意味着拥有红润、白嫩、健康自然的好气色，因此补养气血十分重要。练习瑜伽可以按摩脾、肾等器官，增强其功能，达到美容的效果。

下犬式变体

建议练习时间	**早上7点、下午2点**
难度指数	★★
呼吸方式	**腹式呼吸**
练习次数	**2次**

下犬式变体是在下犬式的基础上，将一条腿向上抬起，使抬起的腿、上半身与手臂呈一条直线。这种体式能够很好地疏通气血。血液循环流畅了，才能补养元气，从而提高人体的免疫力，提升细胞带氧功能，使脸色红润。

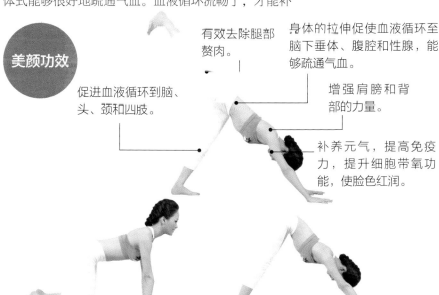

美颜功效

促进血液循环到脑、头、颈和四肢。

有效去除腿部赘肉。

身体的拉伸促使血液循环至脑下垂体、腹腔和性腺，能够疏通气血。

增强肩膀和背部的力量。

补养元气，提高免疫力，提升细胞带氧功能，使脸色红润。

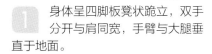
1 身体呈四脚板凳状跪立，双手分开与肩同宽，手臂与大腿垂直于地面。

2 双脚并拢，脚尖点地，吸气，伸直双腿，抬高臀部；呼气，下压双肩，脚后跟触地，使整个身体呈三角形状。

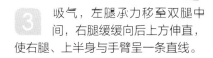
3 吸气，左腿承力移至双腿中间，右腿缓缓向后上方伸直，使右腿、上半身与手臂呈一条直线。

② 铲斗式

建议练习时间	**晚上7点**
难度指数	★★
呼吸方式	**腹式呼吸**
练习次数	**2次**

　　铲斗式的梵文名称为"Utthita Lolasana"。练习铲斗式时，身体要向前弯曲，头放于两膝之间，有助于增强腹部器官，增加消化液分泌，同时增强肝、脾的活力。

促进血液循环，兴奋脊柱神经，疏通气血，避免因气血不活引起的神经衰弱。

美颜功效

锻炼背部、髋部的肌肉群，轻柔按摩内脏器官，有助于消除疲劳，增强人体活力，缓解因疲劳引起的神经衰弱。

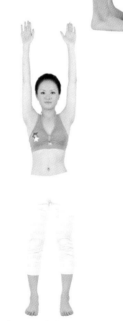
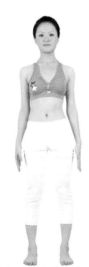
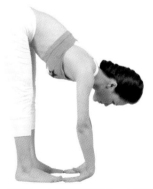

1 站立，双脚分开与肩同宽，双臂自然垂于身体两侧。

2 吸气，双臂高举过头顶，肘部伸直，掌心向前。

3 呼气，上身向前弯曲，尽量放松，双掌指尖朝向脚尖。保持数秒，身体还原至初始姿势。

驱除女性虚寒，
做温暖健康美女

三

即使是在炎热的夏天，有些女性仍然手脚冰凉，更不用说寒冷的冬天了。人体的最佳体温是36.7℃，而大部分的女性体温都不达标，对此可不能掉以轻心，因为体寒会引起身体的不适和许多疾病。预防体寒，就要多活动筋骨，促进全身的血液循环。只要我们在平时多留意，并且长期保持健康的生活习惯，就能有效地改善体寒，告别"冰美人"。身体温暖了才会健康！

1 轮式

建议练习时间	早晨7点、下午4点
难度指数	★★★★
呼吸方式	腹式呼吸
练习次数	2次

轮式的梵文名称为"Urdhva Dhanurasana"。"Urdhva"的意思是向上，"Dhanu"的意思是弓。

在这种体式中，身体向上呈拱形，靠手掌和脚掌支撑，促进全身的血液循环，使身体暖暖的。

美颜功效

身体向上呈拱形，能活络全身气血，滋养和增强腹部各肌肉群，使许多内脏器官和腺体受益。

扩展胸部及肺部，增加肺活量，让身体更强健，不受寒邪入侵。

矫正塌肩、驼背，美化身体曲线。完全地伸展和增强脊柱，使身体保持柔软和敏捷的同时，增强体力及免疫力。

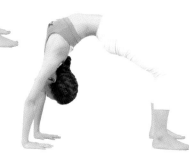

1 仰卧，弯曲双膝，尽量将双脚靠近臀部，双手向后放在头两侧的地上，指尖指向双肩的方向。

2 吸气，腰腹部肌肉收紧，用力撑起上半身。臀部、双腿及腰部呈弧形，用双脚和双手掌的力量支撑身体，腰部带动身体重心向上移。

② 眼镜蛇扭转式

建议练习时间　**下午2点、下午5点**
难度指数　★★
呼吸方式　**腹式呼吸**
练习次数　**2次**

这种体式是模仿眼镜蛇的姿态，将头部和躯干向上、向后挺起，让身体像蛇一样来回扭动。它能够按摩腹部器官，尤其是很好地按摩脾脏。脾脏统领我们的血液，非常关键。脾脏通过消化系统来造血，消化系统运转正常，气血才能充足，就不容易被寒气侵袭。这种体式对消除体寒有很好的效果，非常适合于手脚冰凉的女性练习。

美颜功效

柔软脊柱，滋养脊柱神经。

净化消化系统和呼吸系统，促进消化系统的改善，从而增强脾脏功能。

按摩腹部器官，促进消化和吸收，防止便秘。

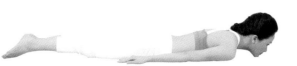

1　俯卧，下巴点地，双腿伸直并拢，双手自然放于身体两侧，掌心触地。

2　屈起双肘，双手放在胸部两侧，掌心向下。

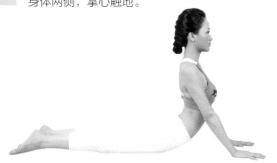

3　吸气，双臂用力撑起上半身，髋骨不要离地，双肩放松。

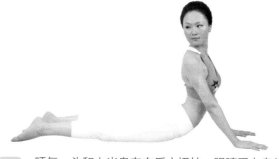

4　呼气，头和上半身向右后方扭转，眼睛看向身体后方，手臂不要弯曲；吸气，身体回正；呼气，做反方向的练习。

打通经络，养生养颜二重奏 四

经络是肉眼看不到的气血通道，一旦出现问题了就会引起堵塞。人体的肌肤、骨骼、脏腑都需要气血的灌溉和滋润，如果经络淤塞不通，那么气血就不能顺利到达身体的各个系统。想要光彩照人、保持美丽，除了日常的保养，还要经常疏通经络。瑜伽中的一些体式能够对各个穴位进行刺激，调整内分泌，改善淋巴系统和血液的循环，从而疏通经络。

1 骆驼式

建议练习时间	早晨8点、下午5点
难度指数	★★
呼吸方式	腹式呼吸
练习次数	2次

骆驼式的梵文名称为"Ustrasana"。这是一种模仿骆驼的体式，身体向后弯，打通身体的经络，使全身感到舒畅。

美颜功效

将血液带到面部，滋润活化肌肤，令肌肤嫩透莹润。

背部的完全后仰可以柔化背部线条。

能强有力地拉伸和柔韧脊柱，调节脊柱神经，灵活肩关节。

胸部的完全舒展可以增加肺活量，矫正驼背，预防乳房下垂。

全面活动腰腹、强健腹肌，加强机体功能，促进腰腹部脂肪燃烧代谢。

伸展骨盆，舒缓便秘，同时缓解生理期的不适，强健女性生殖系统。

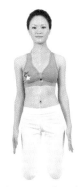

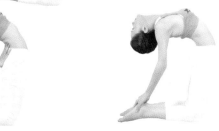

1 跪立，双腿分开与肩同宽，大腿与小腿保持垂直；吸气，腰背挺直。

2 呼气，上身慢慢后仰，右手屈肘，扶于腰后，左手抓住左脚脚后跟，颈部放松。

3 右手放下，双手抓住双脚，放松头部，髋部、脊柱向前推出，尽量让大腿与地面垂直，保持数秒，自然地呼吸。慢慢还原至初始姿势。

② 乾坤扭转式

建议练习时间　**上午7点、下午2点、傍晚6点**
难度指数　★★
呼吸方式　**腹式呼吸**
练习次数　**2次**

乾坤扭转式也称转腰式，能很好地刺激腹腔，按摩内脏。女人的健康和美丽在于气血的充盈和肾气的强盛，只有气血运行畅达，脸才不会生斑，气色才好。要想容颜不衰、身材窈窕，首先应调治虚症。此体式能够增强脏腑的生理功能，使气血顺畅。

美颜功效

加强腰、背和髋关节的力量，提升肾气的同时还能改善不良体态。

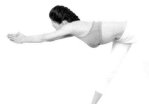

刺激腹腔，按摩脾脏和肝脏，帮助人体消化，使食物更快地滋养内脏、补足气血。

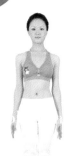

1 站立，双脚并拢，肩部放松。

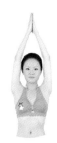

2 吸气，双脚左右尽力分开两肩宽，脚尖微微内收，双臂高举过头顶，掌心相对。

3 呼气，以髋部为折点向前弯腰，双臂、上身都与地面保持平行，双手尽力向前延伸。

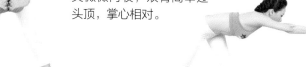

4 再次呼气，转向左侧。

5 吸气，回正；呼气，转向右侧；吸气，回正。眼睛始终看向合十的双手，背部在转动的过程中，始终与地面保持平行。

乐活排毒，变身纯净嫩肤美女 | 五

没有毒素的困扰，才有白净透亮的肌肤和健康的身体。在这个到处充满着毒素和污染的世界里，必须将身体里的毒素及时、彻底地排出，才能从根本上减少现代病的发生概率，否则当痘痘、斑点、口臭、肥胖等这些与美丽作对的"敌人"向你袭来时，你只会惊慌失措。俗话说："无毒一身轻。"平时，可以经常练习瑜伽，促进身体的排毒，做个"无毒"美人。

金字塔式变体

建议练习时间	下午2~4点
难度指数	★★★
呼吸方式	腹式呼吸
练习次数	2次

金字塔式变体能够刺激激素分泌，维持激素平衡。激素平衡是女人维持年轻状态的最大功臣，随着年龄的增长，女性体内的激素指数会慢慢减少，因此如何刺激体内激素的生成，则是防衰老的关键所在。

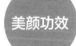

美颜功效

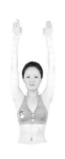

刺激松果体和脑下垂腺的分泌，从而分泌出各种不同作用的激素。

使血液倒流至头部，并以血液滋养头部和面部的肌肤，改善肤质，消除脸部细纹和水肿。

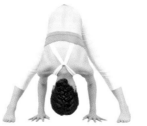

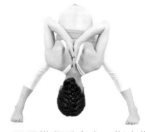

1 双腿向左右尽力分开，约两个肩宽，吸气，双臂高举过头，伸直，掌心朝前。

2 呼气，拉伸脊背弯腰向前、向下，双手着地，把头放在双脚中间处，尽量和双脚在一条直线上，保持腿部伸直，膝关节不能弯曲。

3 双手掌背后合十。指尖指向头顶方向，头部、双脚在一条直线上。然后慢慢直立，回复到初始姿势。

2 燕子飞式

建议练习时间	**早上7点**
难度指数	★★★
呼吸方式	**腹式呼吸**
练习次数	**1次**

　　燕子飞式能够按摩胃部，加强胃部的消化和吸收功能。真正的美女一定要有一个好胃，胃好才能更好地消化营养物质，才能让脸蛋、身材得到食物的滋养。经常练习此体式，会让你的胃保持健康。

美颜功效

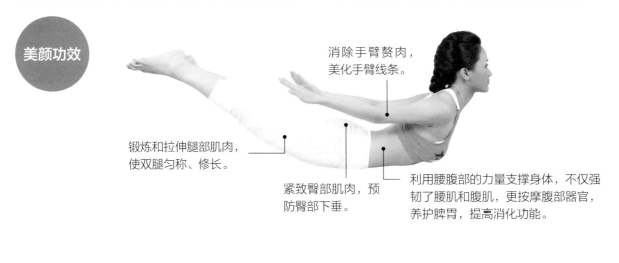

消除手臂赘肉，美化手臂线条。

锻炼和拉伸腿部肌肉，使双腿匀称、修长。

紧致臀部肌肉，预防臀部下垂。

利用腰腹部的力量支撑身体，不仅强韧了腰肌和腹肌，更按摩腹部器官，养护脾胃，提高消化功能。

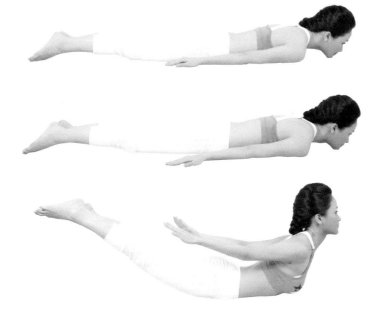

1 俯卧，双腿伸直并拢，下巴点地，双手放在身体两侧，掌心向下。

2 双臂向外侧平移与身体成45°，双腿也向外打开，与肩同宽。

3 吸气，双臂带动上半身尽量向后方拉伸，抬头，尽量让胸部离地，同时抬起下肢，让身体头部和脚部翘起，就像燕子在飞。然后呼气，放松，还原。

保养卵巢，
捍卫美丽女人的神圣天职 | 六

卵巢是分泌雌激素和孕激素的主要器官。女人能焕发青春活力，卵巢功不可没。但是卵巢需要我们身体内部为它提供一个良好的环境，才能保证卵巢功能的正常。如果卵巢出现问题，雌激素分泌不正常，将会带来一系列的问题，如皮肤问题不断、身体曲线变形、局部脂肪堆积、情绪易于波动、睡眠质量低下等，仿佛提前进入了更年期。因此，保养卵巢，是每一个女人都应该做的。

建议练习时间	上午9点、晚上9点
难度指数	★★★
呼吸方式	腹式呼吸
练习次数	2次

牛面式变体

这种体式通过大腿根部重叠交叉的动作，按摩下腹部器官。卵巢保养得好，可使肌肤不随年龄的增长而衰老，脸庞肌肤仍然保持细腻光滑、白里透红，保持韧性和弹性。

美颜功效

配合正确的呼吸方式，可以疏通女性器官的气血循环，调整激素的分泌，使输卵管畅通，从而使卵巢能持续分泌雌激素，让肌肤持续保鲜。

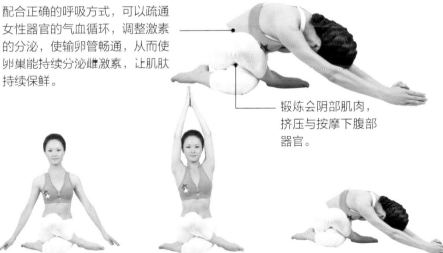

锻炼会阴部肌肉，挤压与按摩下腹部器官。

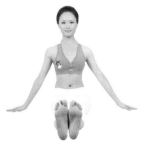

1 长坐，上身挺直，双手在体侧分开，掌心向下，脚尖回钩。

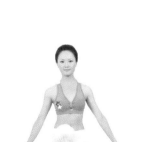

2 吸气，右脚跨过左膝，右脚后跟收至左臀处，屈左腿，左脚后跟收至右臀处。双脚脚背着地，调整2次深呼吸。

3 吸气，双手合十举过头顶，手臂夹紧双耳。

4 呼气，身体向左斜前方弯腰，手指着地。吸气还原上身，再向右斜前方弯腰。换为一侧继续练习。

② 虎式后弯式

建议练习时间	**上午9点、下午3点**
难度指数	★★★
呼吸方式	**腹式呼吸**
练习次数	**2~4次**

这种体式能够按摩腹部器官，保养卵巢。卵巢分泌的雌激素，能促进女性第二性征的发育和保持，而女性生完宝宝后，如果不好好保养卵巢，将会直接影响容貌。经常练习虎式后弯式，可以强化生殖器官，滋养卵巢。

美颜功效

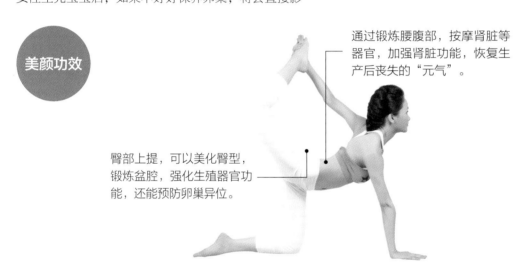

通过锻炼腰腹部，按摩肾脏等器官，加强肾脏功能，恢复生产后丧失的"元气"。

臀部上提，可以美化臀型，锻炼盆腔，强化生殖器官功能，还能预防卵巢异位。

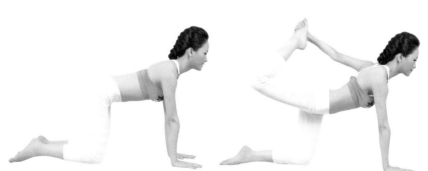

1 身体呈四脚板凳状跪立在地上，双手分开与肩同宽，大腿、手臂与地面垂直。

2 吸气，抬头、塌腰、提臀的同时，右腿向后蹬出，髋部保持平行，左手向后抓住右脚脚趾。呼气，肩膀放松。

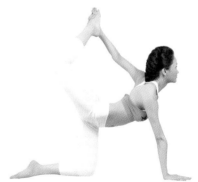

3 吸气，头后仰，左手抓住右脚尽量向上抬高。呼气，还原，换另一侧继续练习。

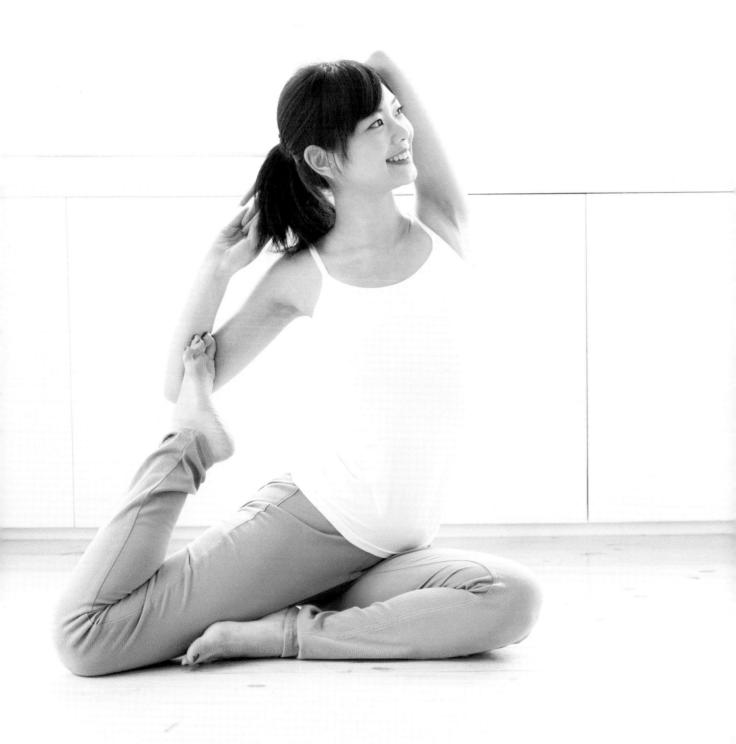